最快護眼法

日比野佐和子
林田康隆 監修

瑞昇文化

前言

過度使用眼睛的現代人有失明的危機!?

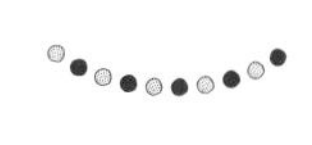

根據一說法，現代人在一天就能獲得江戶時代的人們一生得到的資訊。

姑且不論那樣的說法是否正確，但是活在現代的我們，確實是每天都會接觸到龐大的資訊。

即使不是追溯至江戶時代這樣年代久遠的從前，根據日本總務省（相當於台灣內政部）的調查：

「若把１９９６年可選擇的資訊量作為基數１００時，那十年後的２００６年，會變成５００倍以上。」

所謂可供選擇的資訊量指的是「計算資訊使用者在各個媒體的資訊接收點，一年以內透過可供選擇的方式，而獲取的資訊總數」（根據總務省之定義）。

僅僅十年，就增加如此地多，和三百年前的江戶時代相比起來，隨著時代轉變，成為超乎想像地到處資訊充斥的時代。

近幾年，大量增加的網路資訊，也就是「透過視覺取得的資訊」。

身為現代人，我們也是處於被強迫接收資訊的時代，和從前相比起來，被迫承受過度的負荷，這也是始料未及的。

我們所取得的資訊量超乎想像地龐大，但接收資訊的我們，眼睛的功能和數萬年相比，並沒有什麼太大的變化。

我們常常會說「**人類的眼睛的原始設定（初始設定），可追溯到熱帶大草原裡居住的人們**」。

我們的眼睛，為了覓得遠方的獵物，觀望數公里之外動物的動靜，或是為判斷隔日以後的天候狀況，仔細觀察數十公里之外的天空，眼睛進而演化成能夠眺望遠方的機制。

原本我們的眼睛就具備輕易能夠眺望遠方，若一直看近物，眼睛會感到疲勞的構造。

雖然如此，在現代生活中，現代人總是理所當然地使用電腦、智慧型手機、手機遊戲等，終日以過度的近距離在接觸這些機器。在人類歷史上，從來沒有像現代一樣，處於這樣過度用眼的環境。

有一個強而有力的數據顯示，在2016年於國際眼科醫學會雜誌中曾有刊載一個震撼性的論文。

根據澳洲眼科醫學界所發表的論文，在2000年近視人口達全球總人口的22．9％，而五十年後的2050年，全球總人口的近視比例約預計增加至49．8％，也就是說四十七億五千八百萬人都會有近視問題，而全球總人口估計約有9．8％，即有九億三千八百萬人會患有相當失明程度的「高度近視」。

1960年於東亞各國中，年輕世代的近視率高達15～30％前後，跟剛才的數據資料相同，在五十年後的2010年，相同年輕世代的近視率平均超過80％。

由上述可以了解到，我們現代人是如何地過度使用眼睛。這樣的危機狀況應視同國家層級問題來施行對策，首先，為守護自己的健康，我們應自行提出對策加以應變，這是當務之急。

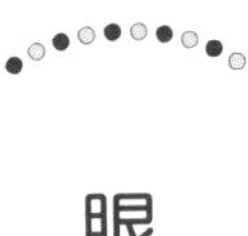

眼睛的惱人問題，從好好保健做起！

我們的眼睛每天都辛勤忙碌地運作著。

除了眼睛閉上睡覺的時間以外，一直不停地在忙著對焦某物。

然後，在不知不覺之中，讓眼睛整天處在接收一大堆資訊的狀態，眼睛的工作量變得很大。

因此，眼睛時常感到疲勞，才二十、三十歲的人們已出現「一定得將書本和報紙靠近眼睛才能看得清楚」、「燈光太暗時就看不見」這樣老花眼症狀的人也不在少數。

即使沒有到這個地步，也有可能：

「用智慧型手機打簡訊時，常會打錯字」

「看不清楚藥物標籤的小字」

諸如此類，自覺眼睛有問題的人也相當地多。

不過，**希望大家不要有「一直透過電腦工作啊，這也是無可奈何的」、「已上年紀了啊！」這種自我放棄的想法。**

如前所述，現代人終日過度使用眼睛的問題，是隨著環境的變化，因新的生活習慣而產生。

這樣的現象，不只是限於眼睛的問題而已。

如肥胖、高血壓、糖尿病等等，被稱為「生活習慣病」的疾病發生的原因也是相同的。所以，要怎麼樣自律地過生活是相當重要的課題。

就算是生活習慣病之代表性疾病的肥胖，只要增加日常活動量，改變進食順序就能有驚人的改善。

眼睛和肥胖也是一樣的道理。

只要改變生活習慣，就能舒緩當下眼睛的不舒服，改善問題，回到較佳的狀態。

筆者在成為眼科醫師後，因志業於從事幫助人們的全身健康管理的工作，後服務於皮膚科和消化道內科，累積不少臨床經驗。

目前以身為抗老專科醫師（抗衰老醫學專科醫師），提供很多病患建議，只要在日常生活習慣上，如飲食控制或稍加注意事項等等，就能實際感受到維持眼睛和全身元氣活力可以帶來多大的影響。

每天只需花十秒時間，只需短短的十秒的養眼操，就能輕鬆地持續下去，將為眼睛和身體帶來驚人的變化。

就算是終日忙碌、或是容易怠惰的人們，也沒問題。

本書為您介紹的是在日常生活中，可以讓眼睛回復健康的方法，而且是隨時隨地都可以進行的簡單眼睛保健操。

我想也沒有必要每個眼睛保健操都通通試過一遍。從您可以作到的護眼操開始來試看看吧！

我想如果每日持續的話，您應該會發現您眼睛的問題得到改善，全身也會恢復活力元氣哦！

日比野佐和子

目錄

Part 1 人們的視力為適應現代生活而變差

Part 4 隨時隨地都能做的10秒眼球運動操

隨時隨地能做的簡單穴道按摩

按揉頸部，促進血液循環！

肩膀和背部的酸痛以伸展操來消解

副交感神經活性化的10秒方法

身體放鬆時，眼睛血液循環也會加速！

Part 5 「一日五餐」能變瘦且有益眼睛健康！

Part 6 有助眼睛健康的生活習慣

Part 1

人們的視力
為適應現代生活而變差

為何會有「智慧型手機老花眼」的症狀呢？

近年來，二十世代到三十世代有一個熱門討論話題是「智慧型手機老花眼」。所謂老花眼就是眼睛處於對焦功能衰退，即使遠方的物體可以清晰辨視，也無法看清楚近物的狀態。

一般而言，會親身感受到眼睛調節能力變差至「視線模糊不清」，多半是四十世代中間開始的毛病。

雖然如此，為何現在年輕族群就已開始有老花眼的症狀呢？

在說明這個症狀之前，先讓我們來理解視力的原理。

映入眼簾的影像（光線），可透過「**眼角膜**」和「**水晶體**」這樣的透明組織而進入眼睛，這在相機來說就是形同「鏡頭」的作用。

之後，穿過眼內，所見到的物體會投射於眼睛底部的「**視網膜**」。視網膜比照相機來看就是「膠卷」的功能。

那是因為透過視神經傳達至腦部，在那裡才開始認定為影像。從視神經傳導至大腦的過程，可想像成「沖洗膠卷（照片）」的過程。

在這個過程中，「**睫狀肌**」這個肌肉會伸縮，以調節水晶體的厚度。在眼角膜和水晶體之間有一層薄薄的膜稱作「虹膜」，會將投射於視網膜上的影像加以對焦（如同光圈）。

眼睛是人體的一部分，隨著年齡的增長，功能也會日益衰退。

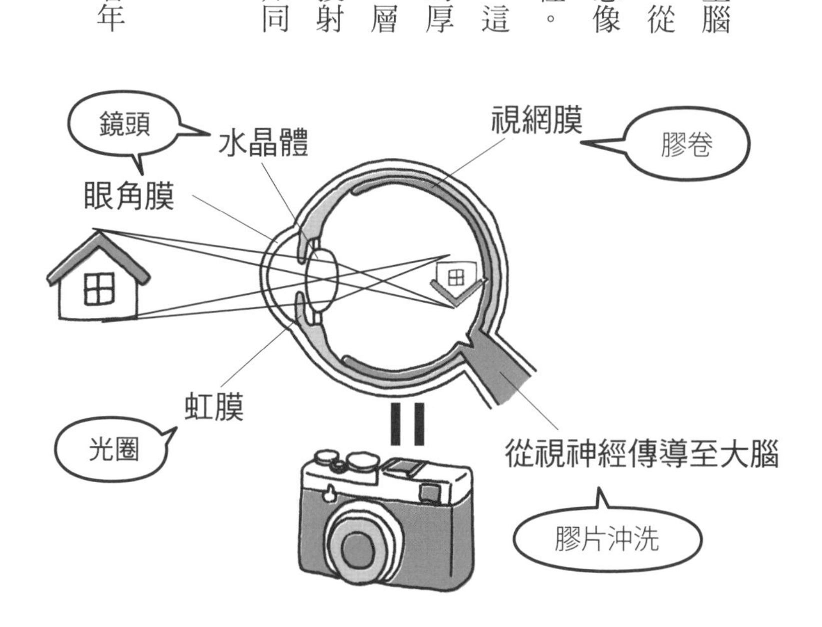

眼睛觀看物體的結構

當進行對焦的睫狀肌變衰弱，比照鏡頭的水晶體就會變僵硬，調節對焦功能就會低落。

如前所述，**我們的眼睛，原本就能迅速發覺遠方的獵物，察覺到周遭的危險，所以才有看遠比較容易的作用。**

因此，在觀看手邊或近物的候時，比起觀看遠距離之物，睫狀肌和水晶體必須更加奮力地進行自動調節對焦才行。

也就是說，調節對焦功能一旦衰退，看近物就會感到不舒服。

這也是隨年齡增長形成的「老

具備調節力的眼睛

水晶體變厚  視網膜對焦

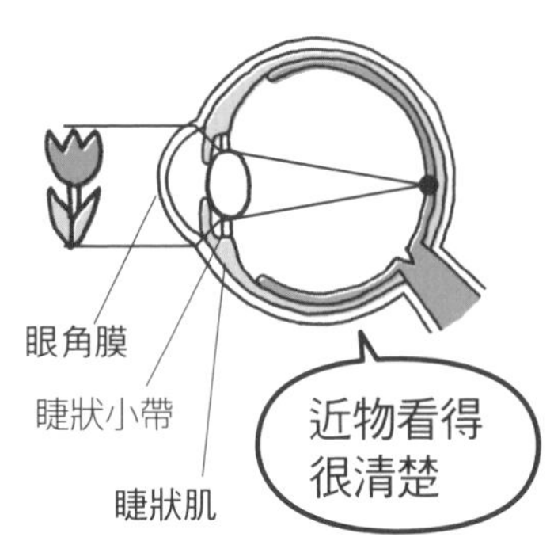

老花眼

水晶體
無法變厚  視網膜
無法對焦

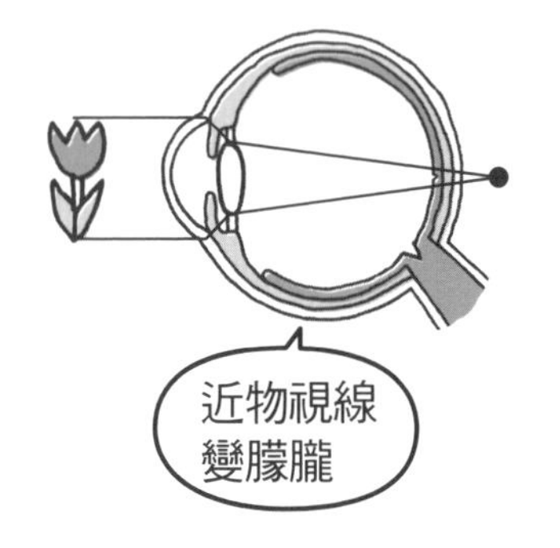

「老花眼」的構造

花眼」狀態。

那麼，為何二十世代及三十世代的人們，睫狀肌及水晶體應處於健康活力狀態，卻已經患得智慧型手機老花眼了呢？

如果一直緊盯著放在手裡智能型手機不放的話，睫狀肌就會持續保持緊繃狀態。如果這種狀態一直持續下去的話，睫狀肌的疲勞感就會不斷地累積，然後變得僵硬。

然後，就如同老化的睫狀肌一樣僵化，無法發揮調節聚焦功能，變成智慧型手機老花眼。

容易造成近視的生活

現代人的眼睛煩惱，不只是智慧型手機造成的老花眼而已。

視力的低落也是其中之一。

視力的低落，從以前到現在的研究顯示，是人們在成長期時發生的問題。不過，近年來，年齡層分別在二十世代、三十世代、四十世代的人們，視力低落的問題急遽增加。

根據統計數據指出，**四十世代的日本人約有42％的比例人口有近視問題**。

其中最大的原因是「總是處於看近物的生活」。

請各位想一想，和我們眼睛近距離接觸的情況，不只是只有看智慧型手機而已。

我們在工作或讀書時，常常黏在桌子旁緊盯著電腦不放。還有在做家事時，也是一直看著手部和腳

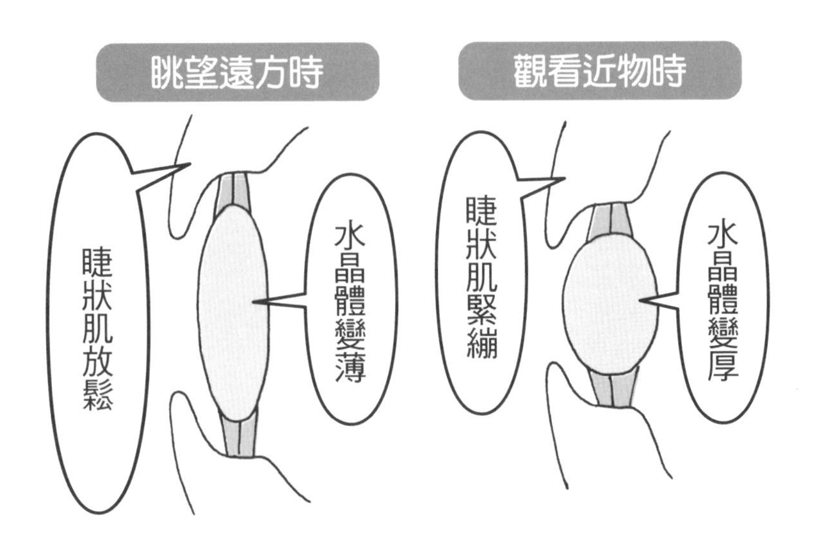

當眼睛的肌肉感到疲憊時，視力就會變差

部吧！遊玩時也是待在家裡盯著電視或遊戲機的螢幕不放。

如此一來，我們每天幾乎花了一大半時間，只看著自己周遭方圓約一公里的範圍而已。

眼睛的睫狀肌當看近物時，會緊縮成一團，讓形同鏡頭的水晶體厚度加大後，進行對焦。而所謂的肌肉緊縮就是處於緊張狀態時。

只要緊張狀態持續下去的話，接著眼睛肌肉就會感到疲勞。

而當疲勞感累積時，肌肉就會變緊繃，無法回到原來的狀態。

若比作肩膀感到酸痛時的感覺，應該比較容易想像。

我們日常在使用電腦或智慧型手機的時候，會無意識地讓頸部往前傾，肩膀縮成圓形。

如果持續相同的姿勢，肌肉就會感到緊繃，導致肩膀酸痛。

趁症狀尚輕時，試著轉轉頭，作作伸展運動就能放鬆肌肉吧！

不過，如果每天都持續著相同的姿勢，酸痛感無法解除，就會演變為慢性僵硬的狀態。

同樣地，如果一直看著近物，眼睛肌肉的酸痛也難治好，睫狀體會陷入慢性疲勞的狀態。

如此一來，就會發生「調節力不足」這樣的調節聚焦功能障礙發生。

根據醫學上的數據顯示，人只要每天連續三十分鐘看近物，近視就會加深。

原本就能比較容易看得見遠方的眼睛，我們一而再，再而三地使用眼睛觀察近物，「近距離視覺」的刺激變得過慢，為順應此，眼球也會往前後伸長。

一旦狀態無法恢復時，就會經常在離視網膜很近的地方進行聚焦，視力也會開始惡化。

視力惡化的人增多的原因是因為現代人的生活，已變成近距離觀察某物的作業，可說人們的眼睛適應這樣的生活而造成的結果。

藍光會讓生理時鐘失調!?

電腦或智慧型手機的畫面發出的「藍光」可能會產生的影響不容小覷。

我們平常使用的電子機器，如液晶螢幕發出的光中，帶有白色ＬＥＤ。白色ＬＥＤ主要是由藍色ＬＥＤ和黃色螢光體所組成，其中藍光含量也相當高。

藍光不是只有從電腦、智慧型手機等機器發出而已。現在大部分的車子都有使用ＬＥＤ光，街道上所設置的紅綠燈和霓紅燈也有ＬＥＤ光。

我們可說二十四小時都接收到藍光的照射。

像如此長時間接收藍光的生活型態，近年來開始逐漸增多，對於人體的影響，現階段仍屬於推測而已。

藍光是眼睛看得到的光線當中波長最短的，能量最強的光。

這樣特有波長的光，和紫外線不同，沒有被眼角膜和水晶體所吸收，無法傳達至眼底的視網膜，會損傷眼睛。

青光容易產生散亂現像，眼睛由於拼命地要對焦，會有若隱若現的狀況，眼睛容易感到疲勞

藍光不只是對眼睛壞影響，對身體也有可能帶來不良的影響。

事實上，太陽光中也有藍光的存在，每天早上，當眼睛睜開接受

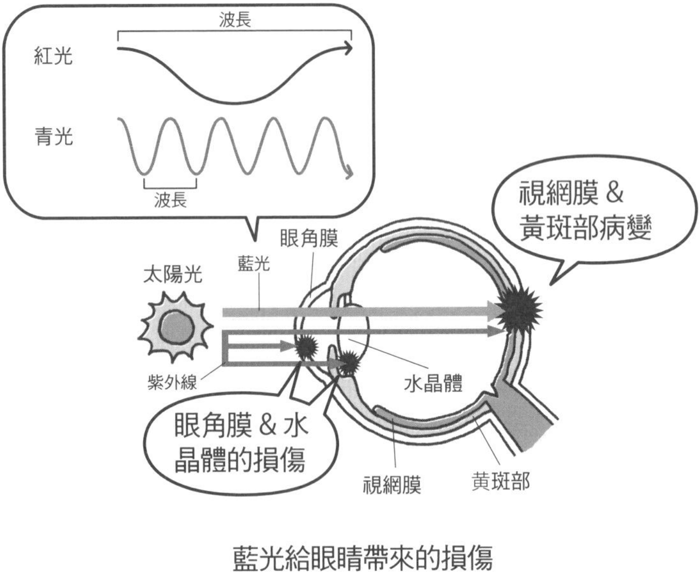

藍光給眼睛帶來的損傷

到光線時，有重新設定體內時鐘的效果。另一方面，一旦夜晚接觸到藍光時，也會妨礙人們的睡眠。

如果晚上工作到很晚，睡前一直在看電視或玩手機，如果這樣的生活型態一直持續下去的話，偵測到藍光的大腦，就會抑制能夠幫助我們進入深眠狀態的賀爾蒙，也就是褪黑激素。

如此一來，會造成日常生活的不便，有睡眠變淺，生理時鐘大亂，總是難以入眠，早起很痛苦等等問題發生。

乾眼症是越點眼藥水越惡化

近年來，急遽增加的一個眼睛問題是「乾眼症」。

乾眼症在1980年中期，在日本是認定為眼睛的一個疾病。目前在日本中有二千萬人患有乾眼症的問題。

最容易引起乾眼症的生活型態是：「**在冷氣房裡，戴著隱形眼鏡，盯著電腦和智慧型手機的生活**」。

首先，猛盯著智慧型手機等電子機器，因為一直凝視著螢幕，眨眼次數減少，眼淚量不足，眼睛也變乾。

而且，在現代人生活中，視為理所當然的存在之冷氣機，會讓空氣乾燥。而且，若不是配戴眼鏡，而是隱形眼鏡的話，眼淚更容易蒸發掉。

如此一來，眼睛無法保持水分，眼睛表面乾燥不平衡，會形成乾眼症。

更甚，我們日常生活中視為理所當然的習慣，也會產生乾眼症。

大部分的人一旦感到「眼睛很乾」時，都會想「那就點眼藥水吧！」可是，如果對乾燥的眼睛點了太多次眼藥水的話，反而會使得乾眼症的情況更加惡化。

因為，若頻繁點眼藥水，保護眼睛表面的黏液素（黏素）就會被沖洗掉，淚水容易自眼睛表面分泌出去。

再者，為了維持眼藥水的品質，多少都有添加防腐劑，那也是造成眼睛表面粗糙的原因之一。

不少人會有過如果頻繁洗手，手會漸漸乾燥粗糙的經驗吧！和這個情形相同，一旦頻繁點眼藥水，也會讓眼睛乾燥。

眼藥水點得過多，即使感到眼睛濕潤，也只是曇花一現而已。

而且，一旦出現乾眼症時，眼睛容易有充血狀況發生。因此，市面上也有販售「消除充血」的眼藥水。

不過，這種情況下，眼藥水也可說有反效果。因為，眼藥水只會暫時收縮血管而已。

血管的收縮，之後會有反作用力，開始進行擴張。而且，會比之前的充血情況更嚴重。

「近視的人也有可能看不見近物」

人們常說「近視的人就不容易有老花眼的症狀問題出現」。

很可惜，這並非事實。

所謂的老花眼，就是因為水晶體和睫狀肌的衰退，而造成對於觀察近物，難以聚焦的症狀。

另一方面，近視如同就是相機鏡頭上的眼角膜和水晶體的折射率，在形同膠卷的視網膜上相對地高，在到達視網膜之前形成對焦狀態。

也就是說，原本近視的人就是對近物對焦的狀態，即使有老花眼，也不會自覺有「無法看清楚近物」的症狀。

因隨著年齡增長，水晶體會變硬，一旦變成無法調節厚度的老花眼，比起原來對焦的位置來說，近物更難看清楚。依近視的程度，有可能對於近在身邊，但很小的文字也無法對焦。

在您的生活周遭，是否有人平常戴近視眼鏡，但在看藥物的說明書及報紙報導等細小文字時，需要脫掉眼鏡才看得清楚呢？

這是因為眼睛處於被矯正近視的狀態，也就是說對遠物可以對焦，但是對近物卻無法對焦。

近視也是老花眼產生的一種症狀。

順帶一提，**遠視或亂視也和是否容易形成老花眼沒有關係。**

如此，在遠視的情況下，睫狀肌會不斷地調節聚焦，感到緊蹦，也很容易疲累，會很早就有罹患老花眼的自覺。

遠視，和近視是相反的，對於視網膜的折射率相對較弱，在視網膜後方對焦。因此，事實上，看不見遠物也看不見近物。

除此之外，眼角膜歪斜，縱向和橫向兩邊無法正確地對焦，看東西覺得很模糊，則稱之為亂視。

遠視和亂視都是因為屈光不正的關係，和調節功能低下的老花眼，有根本上的不同。

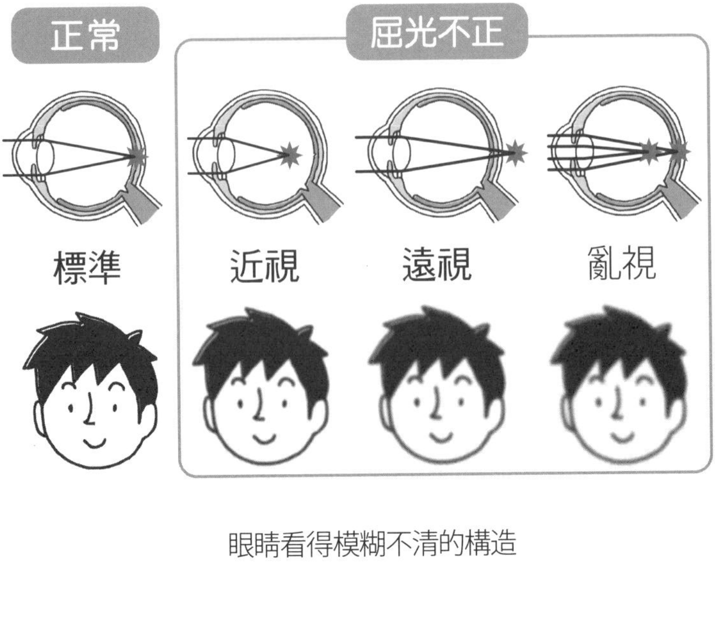

眼睛看得模糊不清的構造

例如，**近視和遠視都是眼睛的一個規格，而老花眼是因為眼睛性能衰退所引起的症狀。**

「眼睛疲勞」不是只有眼睛的疲勞而已

如果長時間一直觀看近物，會使調節水晶體厚度的睫狀肌僵硬。這是造成「疲勞眼睛」的原因。

一旦眼睛感到疲憊，當由近到遠移轉視線時，會無法對焦。其他也可能有眼睛乾澀，或眼油滿溢，感到朦朦朧朧的，甚至眼底會感到刺痛的症狀。

如果置之不理，就會變成「眼睛疲勞」的現象。

大部分的人對於「眼睛疲勞」的理解是「眼睛的疲勞感不斷累積起來」。不過，

眼睛的疲勞不只是單單眼睛的疲勞而已。

即使是頸部和肩膀僵硬，想要好好地睡一覺，身體感到疲累，胃也會感到噁心想吐，頭感到很沈重等情形，也就是所謂的「總覺得很混沌」，這些身體不適，都是眼睛疲勞的一個症狀。

那麼，為何眼睛的疲勞度越高，身體也會越感不舒服呢？

事實上，**這和「自律神經」有相關。**

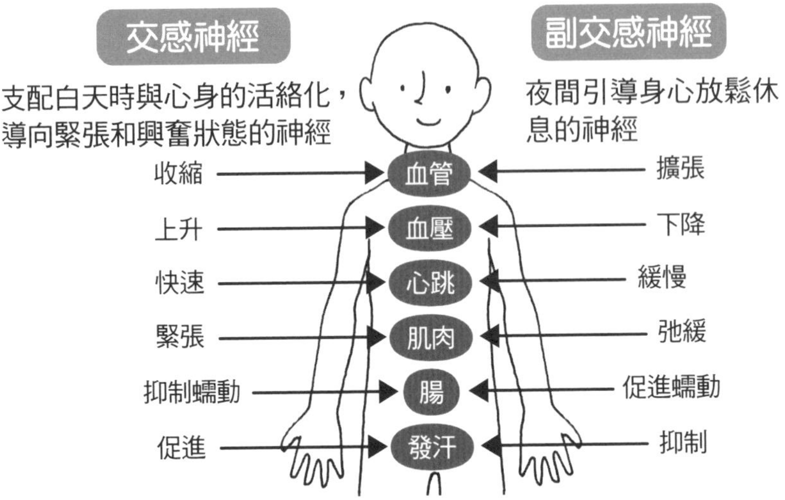

交感神經

支配白天時與心身的活絡化，導向緊張和興奮狀態的神經

副交感神經

夜間引導身心放鬆休息的神經

收縮 → 血管 ← 擴張

上升 → 血壓 ← 下降

快速 → 心跳 ← 緩慢

緊張 → 肌肉 ← 弛緩

抑制蠕動 → 腸 ← 促進蠕動

促進 → 發汗 ← 抑制

自律神經（交感神經、副交感神經）的運作

所謂自律神經是在不知不覺之間，支配我們維持生命的必要功能（如心臟的運作、血液循環、食物的消化、體溫的調節等）的神經。

自律神經被分成「**交感神經**」及「**副交感神經**」，兩者之間具備對照性的功能。交感神經在日常中會引導身體活動，讓身心處於極度緊張和興奮的狀態。另一方面的副交感神經，是發揮放鬆和睡眠的作用。

睫狀肌會因為長期處於持續僵硬的緊張狀態，讓交感神經的開關一直處於開狀態。

當這個狀態持續下去時，就會有肩膀酸痛、頭痛、失眠等問題的發生。

胃腸的作用是由副交感神經來支配，一旦都由交感神經優先運作時，胃會消化不良，感到噁心、且會有長期便祕和經常下痢的不適症狀出現。

認為可能患了「老花眼」，去眼科後發現別的問題

不少人常會有以下情形：
「最近總覺得老是看不清楚」
「可能有老花眼了」
去眼科診所諮詢後，發現別的病症。

代表性的病症有「**白內障**」和「**青光眼**」兩種。
白內障就是指水晶體（形同相機的鏡頭）中的蛋白質有變質現象，變硬且變混濁的一種疾病。
由於水晶體混濁，投射於視網膜的影像也很模糊，會出現「眼睛朦朧」、「光線刺眼」、「看不清楚」等症狀。

白內障是水晶體變成水煮蛋蛋白一樣狀態，就像蛋白變白變硬一樣，只要混濁後，很遺憾地無法回復原有狀態。

五十世代的人們，有半數以上會有白內障問題，最近十幾歲到三十幾歲的年輕患者也增加中。

接下來，青光眼就是傳達視網膜上投射影像至腦部的視神經，由於眼壓的上升受到厭迫，視線範圍會縮小。

青光眼是終將導致失明之非常

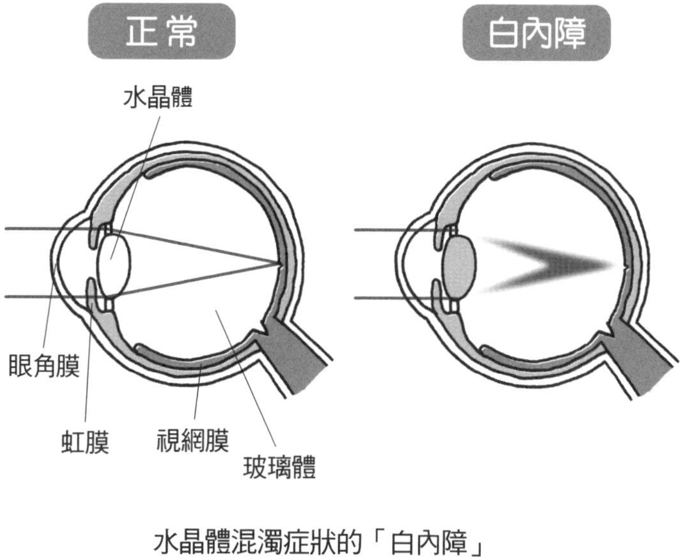

正常

白內障

水晶體

眼角膜

虹膜

視網膜

玻璃體

水晶體混濁症狀的「白內障」

恐怖的疾病，沒有明顯的特徵，不少人往往會忽略自己患有青光眼初期症狀，不慎讓疾病加劇。

患者數估計有三百萬到四百萬人左右，患者人數不少是因為不少人都沒有懷疑自己「也許有青光眼」的問題，沒有接受治療，沒有發現患有青光眼的人們其實不在少數。

四十歲以上的日本人約有5％的比例罹患青光眼，實際上有四百萬以上的人有這樣的疾病。

青光眼是日本人當中佔最高比

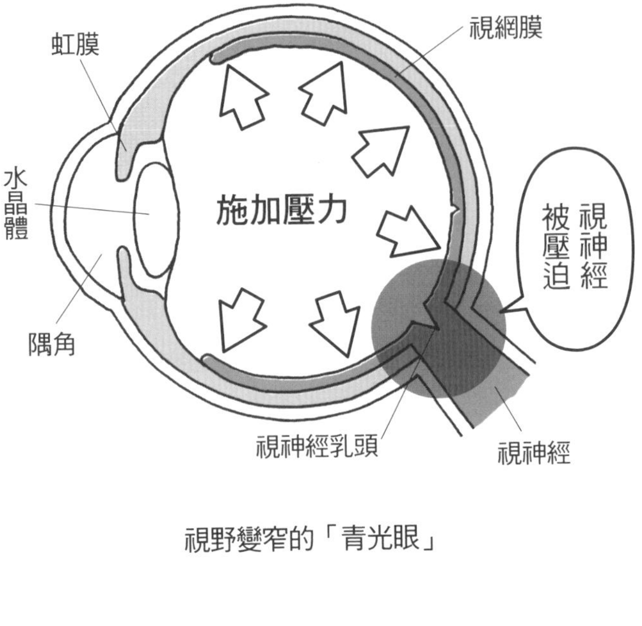

視野變窄的「青光眼」

例的失明原因。近年來，和白內障相同，年輕族群患有青光眼的比例也增加。

日本的青光眼患者當中約有七成左右為「正常眼壓性青光眼」，症狀是即使眼壓不高，視神經有所損傷，視野缺損會日益嚴重。

發生原因不明，但其中之一的原因是為因為近視造成」眼球構造的脆弱化」。日本的近視人口相當多，且近視人口傾向日益上升，而正常眼壓性青光眼的患者也會相對增加。

以上這些症狀都是只要發病過一次，只能將「嚴重程度舒緩，但無法消除」，所以早期發現是相當重要的。

為避免發現時為時已晚，即使沒有明顯的症狀，在察覺有異狀時，請好好接受檢查，近期也有安全檢查表等這樣的自我檢查表提供人們可以作自行檢查。

在日常生活中，請自行留意眼睛保健，切勿怠惰。

正常眼壓性青光眼的安全檢查

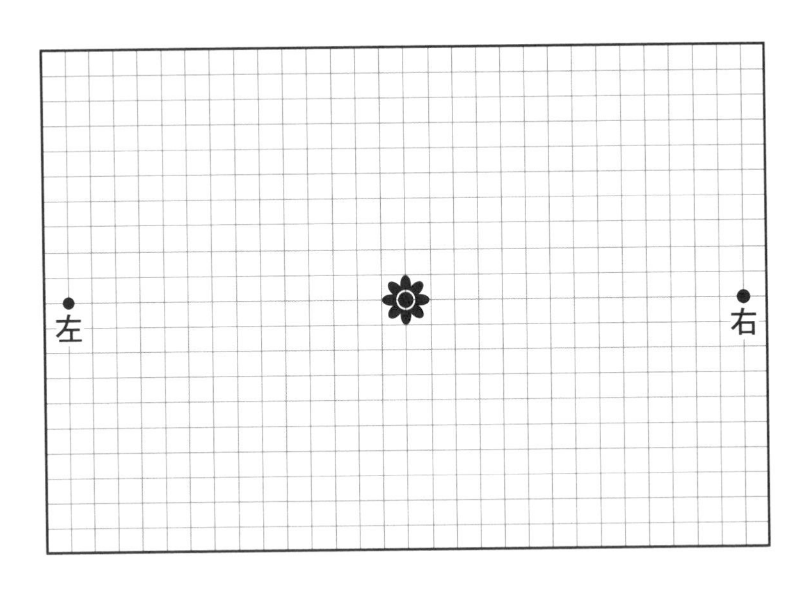

1. 將單眼掩起來，從離正面三十公分的位置觀看處於中心的「花朵」。
2. 如果有以下的症狀，請接受專科醫師的診療。

- 視野缺損
- 方格會看起來歪歪的
- 一部分看起來是暗的

眼睛變差時「腦力」也會低下!?

我們常會有想到腸思枯竭等「大腦疲憊」的感覺，事實上知道**大腦沒有疲憊。**

一旦停止花腦筋工作時，內臟和身體的運作也會全部停頓下來。事實上，大腦在睡眠時間當中，也能活躍地運作，並有維持體溫的功能，並讓人們做夢。

思考後，感到「疲勞」的原因有很大部分是因為眼睛疲勞的關係。

如果持續維持相同姿勢的話，肩膀和腰部的肌肉也會僵硬和疲勞吧！

我們在觀看物體時，不只是用眼睛，也會用腦部吧！

穿過水晶體的影像，是投射於視網膜上，傳送給大腦的電子訊號。

其後，在大腦皮質上的「視覺皮層」這個部分上，將電子訊號加以影像化後，眼睛才能開始「看得見」。

而且，根據數據顯示，人們相當依賴視覺，日常生活中，從外界取得的資訊有八成以上為視覺資訊。

實際上，科技上顯著進步的有智慧型手機、手機遊戲機等，依賴視覺的裝置相當地多，大腦中處理的大部分資訊，都是依靠視覺。

為了讓大腦的思考回路運作，首先要讓作為入口的眼睛的功能能好好運作才行。

能適當地取得視覺資訊，也能適度地刺激大腦。年長者隨著白內障的日益嚴重，眼睛功能也會越來越惡化，老年痴呆症也會加劇。因此，眼睛看得明白清楚很重要。

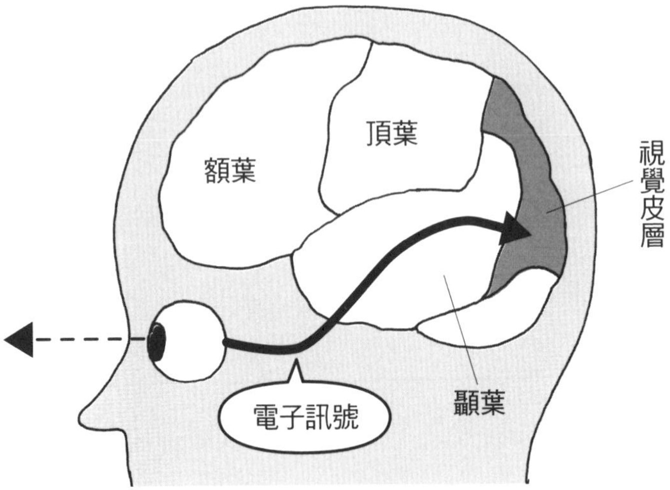

眼睛接收的資訊於後腦勺的「視覺皮層」中加以影像實現化

當眼睛的功能恢復，能看得清楚時，給予大腦的刺激也會增強，腦部會加以活性化，在精神上和肉體上都能更加活躍。

近視、遠視及老花眼等等問題，不只是眼睛，連「腦力」也會波及。

眼睛左右好感度

人們和誰會面時，會先看對方眼睛。

正因為如此，眼睛對於人們的印象有極大的影響力。

如果和你相遇的人，皺起眉頭，眼睛瞇起來時，你會怎麼想呢？應該不會覺得「這人真棒！」、「留下好印象！」吧！

我們會看不清楚物體時，在不知不覺中，就會皺起眉頭，眼睛瞇起來，如此就像將相機的光圈縮小的原理一樣，可減少影像的朦朧感，可以更容易看得見。

進入眼簾的光，會穿過透鏡形狀的水晶體而折射，聚焦於視網膜上。

不過，當眼睛瞇起來時，穿過水晶體的光線量變少，對於其凸透鏡形狀部位的折射率影響不大。

結果，造成視網膜上失焦模糊的部份被擋住，讓畫面變得更清楚，不過，影像也同時變得比較暗。

您對於眼睛充血的人會有什麼想法呢？

比起充滿活力的人來說，眼睛充血有著疲憊不健康的印象。

不過，即使不是非常疲勞，只要有乾眼情況，眼睛充血的可能性也變高。

眼淚有輸送營養至眼睛的作用，並包覆著眼球表面。當眼淚減少時，眼球表面也會磨損受傷，為了修復此，會產生炎症反應，以擴張眼白的血管。

那也是眼睛會充血的原因之一。

本人也許也認為「這個眼睛問題沒什麼大不了的」。

不過，當眼睛出現異常狀況時，也不能否認有可能在不知不覺中，也會減少別人對你的好感度吧！

Part 2

「近視」、「遠視」、「老花眼」，九成可以治癒！

眼睛變差的最大原因在於「氧氣不足」

近年來，眼睛有問題症狀出現的人持續增加中。現代人在生活中老是盯著螢幕畫面或手中的手機，為讓眼睛感到過度疲勞的一大原因。

不過，那終究只是受到人們生活型態的轉變等外部環境的影響。眼睛的問題會益發嚴重的背後，究其原因其實是由眼睛內部所引起的可能性也不容忽視。

體內引發的最大原因就是「氧氣不足」。

人類的生命活動的根基就是將氧氣吸入體內。

我們日常以呼吸方式攝入氧氣，透過血液循環方式輸送至體內的細胞。

就算人們無法進食時，只要能攝取水分，可以活過一個月。

不過，如果停止呼吸的話，只要花一分鐘就會痛苦到動彈不得的地步。

因為人體需要氧氣來維持生命。

根據最新的研究，我們的身體由37兆個細胞所構成。氧氣具備為一個個細胞的製造能量的作用。

也就是說，進食攝取的養分，會透過氧氣轉化成熱能。

不僅限於眼睛，我們全身都需要氧氣。只是過度使用眼睛的現代人，常常過著特別是容易引起眼睛氧氣不足的生活。

眼睛氧氣不足的理由有幾個。

首先，因為過度使用眼睛，造成眼睛周遭肌肉僵硬，血液循環不佳。只要凝視作業增加時，眨眼睛次數會減少，眼睛表面會越來越缺氧，此外，有些人為追求時尚，配戴彩色隱形眼鏡等濫用隱形眼鏡的問題，也會造成眼睛缺氧狀態越來越嚴重。

不只是眼睛，只要全身運動機會變少，也會引起血液循環的速度容易停滯等問題。

因為氧氣是透過血液循環輸送至全身，如果人們在日常中不怎麼步行，都以搭乘電車或開汽車代步時，就會造成血液循環不良，而形成缺氧狀態。

就連呼吸易變淺也是造成容易缺氧的理由之一。

人們緊盯著手機或遊戲機，一直維持著俯著頭的姿勢，會壓迫到胸部，無法進行深呼吸。

還有因為壓力等原因，造成持續處於緊張狀態，也會使呼吸變淺。

當自律神經失調時，氧氣會加速不足

另外，會使氧氣加速不足還有一個很大的因素。

那就是自律神經失調。

如前所述，自律神經有分成交感神經和副交感神經兩種。

以汽車來比喻的話，交感神經就是加速器，作用在讓引擎轉動，引導身體開始活動。

而副交感神經就是制動器，可以時而減速，時而放鬆。

自律神經就是讓交感神經（加速器）和副交感神經（制動器）兩者平衡重要的一條神經。

這個平衡主要是維持副交感神經可以上下活動自如，對於忙碌的現代人而言，有九成以上都是交感神經處於較優勢的狀態。

交感神經一旦運作過於活絡，呼吸也會變淺。

也許會有人認為：

「即使呼吸變淺，只要還能吸氣就好了吧！」

不過，**呼吸過淺其實會為人體帶來超乎一般人想像的負擔**。

那是因為，呼吸變淺，末梢神經的血液循環速度也會變慢很多。

一旦血液循環變慢，就無法將必要的氧氣和營養輸送到細胞裡。

尤其是對於像眼睛這樣有不少細微血管集中於此的器官，也會受到血液循環很大的影響。

此外，如果光是只有交感神經很活絡，血管會收縮，造成血液循環速度停滯，以致氧氣不足。

隱形眼鏡的「氧氣透過率」是重要的理由

就隱形眼鏡的賣點而言，多半可舉出「氧氣透過率較佳」這樣的理由。

眼睛（黑眼珠）的眼角膜，為了讓光可以穿透，呈現透明的狀態，且沒有輸送氧氣的血管。

因此，淚水中需要含有氧氣。

可是，隱形眼鏡的氧氣透過率，無法一言概之，和裸眼相比較起來，最多也是80%左右。

如果以地面的氧氣當作100%來看，要減少至80%的話，起碼要在海拔2000公尺以上的高山上。

也就是說，**如果持續配戴氧氣透過率只有80%的隱形眼鏡的話，就如同移動到海拔2000公尺以上的高山**。

因為氧氣不足，會使眼角膜中的細胞新陳代謝平衡失調，眼角膜厚度增加，引發「看不清楚」的症狀。

而且，眼角膜表面細胞會擠成一團，容易感染細菌。

如果氧氣一直持續供應不足的話，血管會試圖吸入氧氣，就有可能會入侵到黑眼珠。

黑眼珠的血管原本在沒有血管的地方，忽然進行突擊作業開始冒出，就像在海上建造高速公路一樣，完全沒有發揮功能。

因此，氧氣不足問題無法解決，只要缺氧狀態持續下去，眼珠裡血管就會一直不斷冒出來。

只會造成血管無謂地增生的惡性循環當中。

眼睛不論是內外都需要氧氣。

配戴隱形眼鏡而引發的眼睛問題當中，其中以長時間配戴引起眼睛的問題最為常見。

不管氧氣透過率為多高的鏡片，建議除了在和人碰面或運動時等這種「無論如何都需要隱形眼鏡」的場合以外，其他時間可以用眼鏡取代，這是為了眼睛的健康著想。

「近視」、「遠視」、「老花眼」問題以血液循環解決

只要調整隱形眼鏡的配戴時間，自外部吸入的氧氣量就會提升。

那麼，到底要如何才能解決身體內部氧氣不足的問題呢？**最佳的方式為促進血液循環。**

氧氣會隨著血液循環，運送至全身細胞。

一旦血液循環不良時，氧氣就無法輸送到末稍血管。

而且，血液除了輸送營養素和氧氣以外，也會回收代謝二氧化碳和老廢物質。

也就是說，血液光是只有在體內，無法發揮十足的作用，全身上下，從頭到腳，至末稍血管，循環必須良好才行。

「近視」、「遠視」、「老花眼」，還有「眼睛疲勞」等眼睛問題發生原因，是相當複雜交錯的。

例如，睫狀肌一旦僵硬，不只會有「智慧型手機老花眼」症狀的出現，眼睛會眨個不停，感到朦朧看不清。

只要緊急狀態持續下去，就會為睫狀肌帶來負擔。如此一來，對焦調節困難，就會引起「調節痙攣」的症狀出現。

如果是遠視，由於對於遠物和近物都無法正常對焦，必須經常調節，導致眼睛疲勞。

不少人就會出現頭痛或者注意力不集中的情況。

由於發生原因相同，只要解決根本性問題，就能一次減輕近視、遠視及眼睛疲勞問題。

能解決根本性問題的方法，就是促進血液循環。

眼睛是全身健康和活力的象徵

血液會流通全身，眼睛和全身健康有著強烈的關連。

為能好好理解這個原理，在此讓我們舉出一個例子來看看。

當懷疑有眼底出血或者是青光眼等問題而接受檢查時，有一個檢查稱作「眼底檢查」。

在這項檢查中，針對黑眼珠的部分，會使用檢眼鏡和眼底照相機，來進行觀察檢測。

位於眼底的視網膜，是全身唯一血管直接在外側暴露出來的部位。

只要發現這個血管有異常的地方，就能知道其他循環全身的血管也有異常狀態出現。

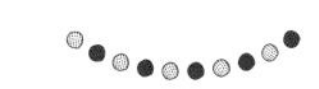

例如，當動脈變細又變硬時，血管的彈性消失時，恐有「動脈硬化」的危險。一旦動脈硬化加劇的時候，血液的顏色就會混濁，血管會形成不自然地交叉的狀態。

還有，患有高血壓的人們，因為血流速度很快，為了承受壓力，動脈壁也會變比較厚。

也就是說，只要動脈內徑變細，就認為是有高血壓症狀。

再者，高血壓一旦惡化，就會看得到視網膜的出血和白斑，進入此階段時，會為心臟和腎臟帶來負擔。

當靜脈栓塞，變成盤繞狀時，有罹患糖尿病的高風險。一旦糖尿病惡化時，容易有出血，凝固時也會形成斑狀。

所以，眼睛是我們全身是否健康和保持朝氣蓬勃狀態的一個表徵。

只要養成抗老身體，眼睛也會炯炯有神

人體有令人感到不可思議地緊密協調合作的功能。

例如，請想像皮膚磨擦脫皮的狀態。

受傷部位的血管會收縮，「血小板」會在傷口聚合凝結，讓血流停止。

凋亡細胞會被其他細胞吞噬，傷口上有「纖維母細胞」，會以膠原蛋白（蛋白質）為基底，開始進行修復。

我們為了存活下去，消化食物的過程也是相同的。

在口中咀嚼咬碎的食物，在胃裡溶化成泥狀，然後進入小腸後被人體吸收。此時，有大量的血液集中於小腸，將吸收的營養輸送至全身。

像如此，人體為由數個器官和細胞互相分工合作，共同運作的一個系統，只要

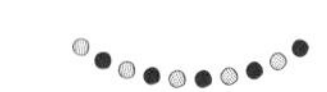

其中有一部位功能衰退，也會連動其他器官的運作失調。

眼睛也是我們身體的一部分。

因為身體疲累，感到不舒服，不可能只有眼睛健康而已。反之，如果過度使用眼睛，功能衰退，身體也不會感到充滿元氣。

維持眼睛健康，也能持續保有全身的活力和健康。

Part 3

熱敷眼睛，視力就能回復

眼睛的肌肉裡也會有乳酸堆積

人類在反覆進行腹肌運動的時候，腹肌溫度上升，會形成「已到極限」的狀態。

還有，快遲到的時候，使勁全身力量奔跑到車站，大腿會變得硬梆梆。原因就是因為「**乳酸**」的關係。

當在作肌肉運動時，囤積於肌肉的糖分會作為能量來源被分解，同時會產生乳酸。

由於激烈運動為人體帶來負擔，肌肉中會有乳酸堆積，也會阻礙肌肉的運動。

事實上，和腹部和腳部的肌肉相同，眼睛周遭的肌肉也有乳酸堆積。

平時眼睛其實是在不停激烈地進行眨眼運動，但因為不會造成過大負擔，所以不會有感覺。

眼睛周遭的肌肉，動得相當勤快。

人們平均一分鐘會眨眼15～20回左右。

一天的睡眠時間以8小時來計算的話，剩下的16小時，至少也會眨15000次左右。

即使為了減肥而進行腹肌運動，一天也不可能作到15000回左右。雖說練習強度各有所異，但應該了解到一定會過度使用眼睛周遭的肌肉。

乳酸堆積時，肌肉就會容易僵硬。

僵硬的肌肉會壓迫到血管和神經，會讓血液循環和神經傳導漸漸惡化，陷入惡性循環。

促進眼部血液循環

在進行激烈運動之後，肌肉會持續處於溫熱的狀態，也容易引起發炎，為了讓症狀能穩定下來，首先冷卻肌肉是不二法門。

常會在電視上看到，職棒的投手，在比賽結束後，在接受主力選手記者會訪談時，他們冷卻肩膀的冰敷動作吧！

不過，冰敷其實只是將溫度過熱的肌肉暫時地冷卻下來。**只要肌肉不會引起發炎的話，逆向操作以熱敷方式，促進血液循環，其實更能及早消解疲勞。**

眼部周遭的肌肉亦為如此。

當眼睛浮腫或充血時，暫時地冷卻也不錯，但冷卻其實只是一時的應變處置而已。

當手腳感到冰冷僵硬時，很難伸展手腳，眼睛如果也持續降低溫度的話，全身功能會開始衰退。

血液在體溫高的部位上被加溫，在體溫低的地方釋熱而保持體溫。血液這樣的功能，在血液循環不佳的部位上，容易冷卻下來。換言之，在人體容易冷卻的部位上，血液循環也容易停滯。

當血液循環停滯並冷卻時，會使血液循環變得更差。

眼睛因為和外部空氣有所接觸，也是屬於身體部位中容易冷卻的一個部位。雖說如此，在浸泡於浴槽時，眼睛也不能沾到水。

對於會導致日本人最大失明原因之青光眼，為能延緩青光眼症狀的加劇，促進眼部血液循環也是非常重要的。

無論哪個，**只要根本上以恢復眼睛功能為目的時，促進血液循環「熱敷眼部」就很重要。**

以熱毛巾消解眼睛問題

當視力變差，患有智慧型手機老花眼時，眼睛矇矇朧朧，看遠看近都看不清楚。

大多數有這樣眼睛症狀的人都是因為睫狀肌緊繃造成的。

將睫狀肌熱敷後，能達到舒緩效果，大部分的眼睛問題也能夠解決哦！

如果放任眼睛的疲勞不加以處置，眼睛周遭就會有乳酸堆積，會使睫狀肌等肌肉變得越來越僵硬。

然後，當睫狀肌持續僵硬下去時，交感神經就會優先運作。

如此一來，肩膀就會酸痛，無法集中精神，胃也會感到疼痛，不只是眼睛，會造成全身不對勁。

當感到「眼睛好疲勞哦！」的時候，儘可能即時熱敷眼部，讓睫狀肌的緊繃程度加以消解吧！不只是眼睛的問題，也能改善體內的問題，並永保青春。

在熱敷眼部時，可使用簡便且效果極佳的「**熱毛巾**」加熱法。

請注意勿燙傷，輕輕放在緊閉的眼瞼上即可。

請靜置約2分鐘，直至毛巾冷卻為止吧！

溫熱的毛巾會慢慢地放鬆睫狀肌的緊繃狀態，促進血液循環，加速體內疲勞物質的代謝。

如果沒有微波爐時，不妨使用市面上販售的熱敷眼罩取代。

當使用電腦工作造成眼部疲乏或在家裡放鬆休息時，只要感到「眼睛累了」時，一天之內一直重覆熱敷也無妨哦！

以熱毛巾溫熱眼部，有效消解眼部疲勞

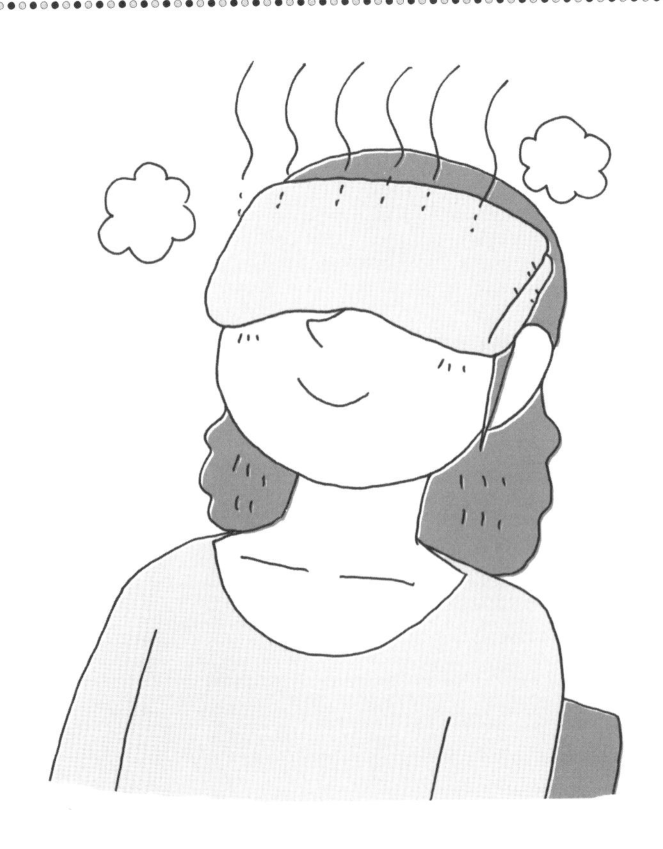

1. 請準備一條毛巾。（手帕大小即可）
2. 沾水後擰乾，摺成一半後，從邊緣起將毛巾捲起來。
3. 放在微波爐中，以 500 瓦特加熱一分鐘即完成。
   ＊依機種和瓦特數而定，可調整加熱的時間。

促進全身血液循環，維持眼部的溫度

為了使眼部溫熱的效果更加倍，並加以維持效果，促進全身血液循環也是很重要的。

血液會流到全身各個角落，也有維持體溫的作用。

一旦體溫降低，血液就會變得濃稠。

一定得促進全身血液循環才行哦！

「血液循環變差時↓體溫下降↓血液變黏稠」

如此一來，會使血液循環變得更差，就陷入惡性循環。

為促進全身的血液循環，首先能作的就是殷勤地動動身體。

我們在日常生活當中，時常會長時間坐在椅子上或是久站著，一直維持同樣的姿勢。

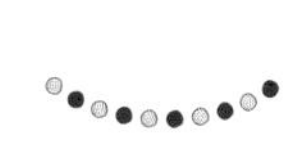

如果一直久坐，身體重量會嚴重壓迫到大腿和膝蓋內側的血管。如果一直站著也是，只要足部的肌肉不運動，下半身的血液循環就會惡化，血液循環會超乎想像地差。

有報告指出，每天只要運動15分鐘左右，就能延年益壽。為了促進眼部的健康，先從「有意識」地動動身體開始吧！

坐車或去辦公室時，不搭乘電梯，以走樓梯取代。在辦公桌辦公或看電視時，每30分鐘需要站起來走動一下。

只要將這些小動作養成一種習慣，就能促進血液循環，讓眼睛和全身都能有良好循環。

血液循環與腸道環境之間的緊密關係為何？

促進全身的血液循環上有一個重要的器官，那就是腸道。

近年來成為熱門話題的「腸道環境」和血液循環之間，其實有著唇齒相依的關係。

腸內有很多細菌滋生，約有500～1000種細菌，總數至少有100兆個。

腸道細菌大致可分為「好菌」和「壞菌」兩類。

好菌可以生成維他命，促進排便，使身體維持在良好的狀態。

不過，當壞菌增生時，腸內就會繼續腐敗下去，會生成有害物質。

這樣的有害物質會從腸壁吸收，並且融入血液中。然後，血液品質就會惡化。

黏稠的血液當然會讓血液循環不良。

所以，遑論全身，連微血管集中的眼部，血液循環當然也不佳。

當腸道環境惡化時，血液循環也會惡化的理由還有另一個。

當好菌增加時，消化活動就能更順暢，但壞菌增加時，大腸的正常活動會停滯下來。

也就是說，進食吸收營養，轉化成能量加以利用，剩餘不要的會代謝排出這樣的消化的循環系統會失調，代謝變慢，血液循環也會惡化。

若欲促進全身血液循環，提升眼部功能的話，整頓腸道環境是不可或缺的事。

胃不好時，呼吸也無法順暢

不是只有腸道。
胃也是促進血液循環上，可以發揮重要作用的一個器官。
不論如何，胃是消化口中嚼碎的食物時最初的器官。
只要胃不好，消化也會不良，體內攝取營養是困難的。
如此一來，全身代謝會下降，也會影響到血液循環。

請試試胃的功能運作變衰退而僵硬時，身體會發生什麼變化吧！
讓腹部鼓起來，反覆進行深呼吸。
進行數次，接著再用雙手扶住胃部試著深呼吸看看！
手的重量會造成負擔，無法吸進全部的空氣。
由此動作可以想像，**胃功能低下時，呼吸就會變淺。**

不必用手壓迫胃部，也能在無意識中限制胃部的功能運作。

那是因為姿勢不良所導致。

在日常生活中使用電腦和智慧型手機，常常都會駝著背。

只要向前彎著身體，頭往前傾時，胃和呼吸道或胸部就會感到壓迫，就算在吸氣，也只有吸入少量的空氣。

呼吸太淺時，吸入的氧氣量也會不少。

當身體沒有太多的氧氣流過，肌肉的氧氣不足，血液循環就會惡化。

壓力是血液循環的最大敵人

現代人常因為工作繁忙總是無法停下來好好喘口氣，或感到人際關係的壓力等，對現代人來說幾乎沒有人沒有感受到壓力。

在感受到壓力時，自律神經當中，交感神經會處於過度緊張狀態。

如此一來，血液循環變差，體溫下降。

其中之一的理由是一旦交感神經過度緊張時，毛細血管會占全部血管的九成，當壓力變成慢性狀態，不斷地收縮血管，讓血液循環形成障礙。

再者，一旦交感神經一味地優先運作，血液成分之一的白血球「顆粒球」的成分有增加。

顆粒球原本就是防護身體免於受到細菌等外部敵人之重要的成分。可是，顆粒球如果增加過多，用不到的顆粒球也會增加。

顆粒球的壽命只有二～三日相當地短，當殲滅時，會讓消滅原來病菌和細菌的「活性氧」也會四處散落。

這個「**活性氧**」會傷害到細胞，會形成老化原因。

活性氧一旦四散，會使血液氧化變得濃稠。

血液一旦變得濃稠，血液循環會變差，結果會讓體溫下降。

胃腸等內臟等運作，是由副交感神經來支配，一旦交感神經優先運作時，消化道功能會衰退，就會讓血液循環變得更停滯。

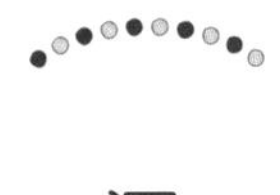

深呼吸讓副交感神經提升，雙眼也會明亮

現代人大部分的交感神經都成為優先順位。

如同前篇不斷提到的，一旦交感神經過度優先運作時，血管會收縮。

在以水管進行撒水時，只要以手指壓緊按水管即可。

一旦通道變窄時，流血量也會忽然變少很多。

若要促進血液循環，消除眼睛的問題，永保年輕活力，讓副交感神經加以活性化是關鍵所在。

自律神經如字面所示，為自律性地運動，要達成意識性地控制，其實是相當困難的。

但是還是有讓副交感神經活性化的方法。

其中，最簡單且有效的方式是「深呼吸」。

人類在吐氣時，就能夠活化副交感神經。

在進行深呼吸時，因先提醒自己先吐一大口氣到底。如果肺中殘留有空氣，即使再用力吸入空氣，也會一下子空氣就填滿的狀態。**慢慢地吐氣，讓肺空出空間，再從鼻子裡吸入空氣吧！**

在吐氣時是用嘴巴，吸氣是從鼻子吸進。透過鼻孔這個過濾器，能阻擋塵埃和細菌等進入體內。而且，在通過鼻孔時，有一個好處，因為空氣在某種程度形成被加溫的狀態，可以吸進體內。

請不要勉強自己，在有自覺意識下進行吧！如此一來，會形成一種身體自然而然的習慣。

Part 4

隨時隨地都能做的 10秒眼球運動操

伸展操改善血液循環，溫熱眼睛！

在本章節中，為您介紹眼球運動操，隨時隨地都能做，相當容易又安全眼睛保健操。

每一個運動操都能在工作中、自宅放鬆時或者忽然想到的時候，輕輕鬆鬆地咻咻二下就做完。

首先為基本伸展操

當身體進行伸展時，會促進血液循環，伸展部位能變溫熱，同樣也適用在眼睛的肌肉。

當眼睛長時間以近距離凝視電腦或智慧型手機的螢幕時，在想到應該來做做眼部運動的時候，經由伸展保健操來鬆弛肌肉，促進血流循環，讓眼睛的溫度上升，變得溫暖。

這裡為您介紹基本的眼球伸展操練習。

＊伸展操可以全程戴著眼鏡或隱形眼鏡進行。

◎1）「一閃一閃眨眼操」

當感到「覺得眼睛好累哦！」時，

建議您可以試試以下這個伸展操。

可以刺激和放鬆眼周肌肉，可以溫熱眼部。

「一閃一閃眨眼法」每天做幾次都無妨。

透過反覆的眨眼，能夠讓眼周血液循環變佳，消解靜脈瘀血形成的黑眼圈。此外，可促進眼淚分泌和回收，消解乾眼症。

一閃一閃眨眼操

1. 緊閉雙眼。

此時，將兩眼球往鼻子靠近，將眼睛變成鬥雞眼（內斜視）的狀態。

2. 閉上眼睛兩秒後，再馬上睜開眼。

看向正面，抬起眉毛 2 秒。

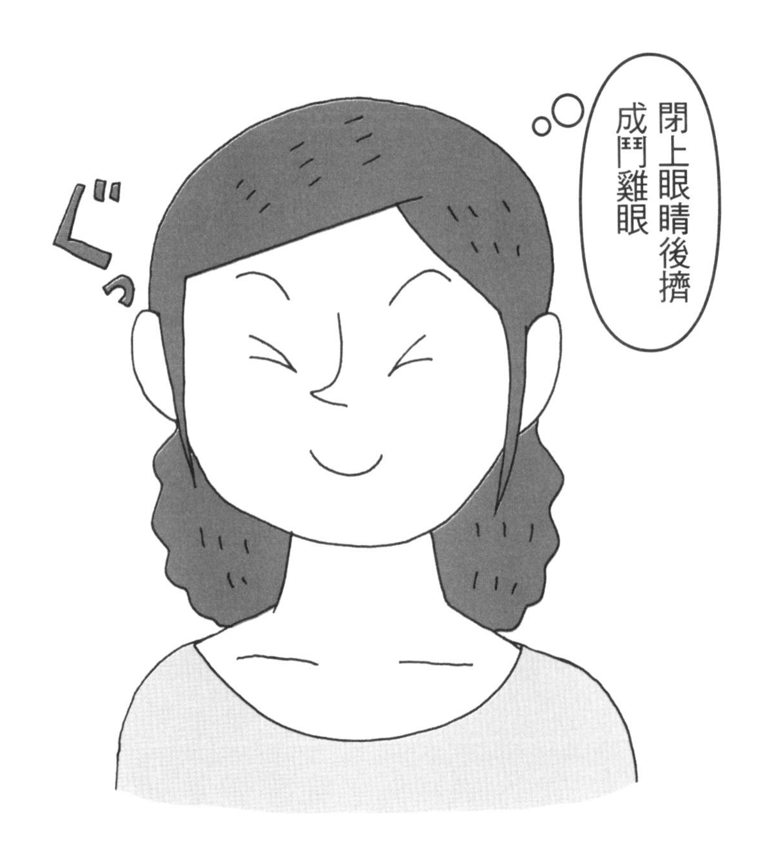

2）「遠近目視訓練法」內眼肌（主要為睫狀肌）伸展操

具備對焦功能的睫狀肌，看近物時，能忽然收縮，看遠物時會舒緩放鬆。

我們在日常生活中，常常近距離地一直緊盯著電腦或智慧型手機等的螢幕看，造成睫狀肌收縮。

因此，當想到要作作眼球操時，請忽遠忽近地交互對焦調節眼睛，讓僵硬的睫狀肌得以伸展。輕輕地搓揉鬆開眼部肌肉，可以得到放鬆，使眼部肌肉變得柔軟。

3）「大拇指階段性滑動」、「轉轉8循環操」

眼外肌（上直肌、內直肌、下直肌、外直肌、上斜肌、下斜肌）伸展操

有六條「眼外肌」，從眼睛最底端像滑輪一樣支撐著眼部所在位置。幫助眼睛溜啊溜地轉動，可以斜視，變換眼球位置。

「遠近目視訓練法」

1. 單手向前方伸直，舉起拇指。
2. 眼睛朝向 3 公尺左右，與大拇指連成一線的位置，鎖定目標物。
3. 交替凝視大拇指的指甲與標的物。

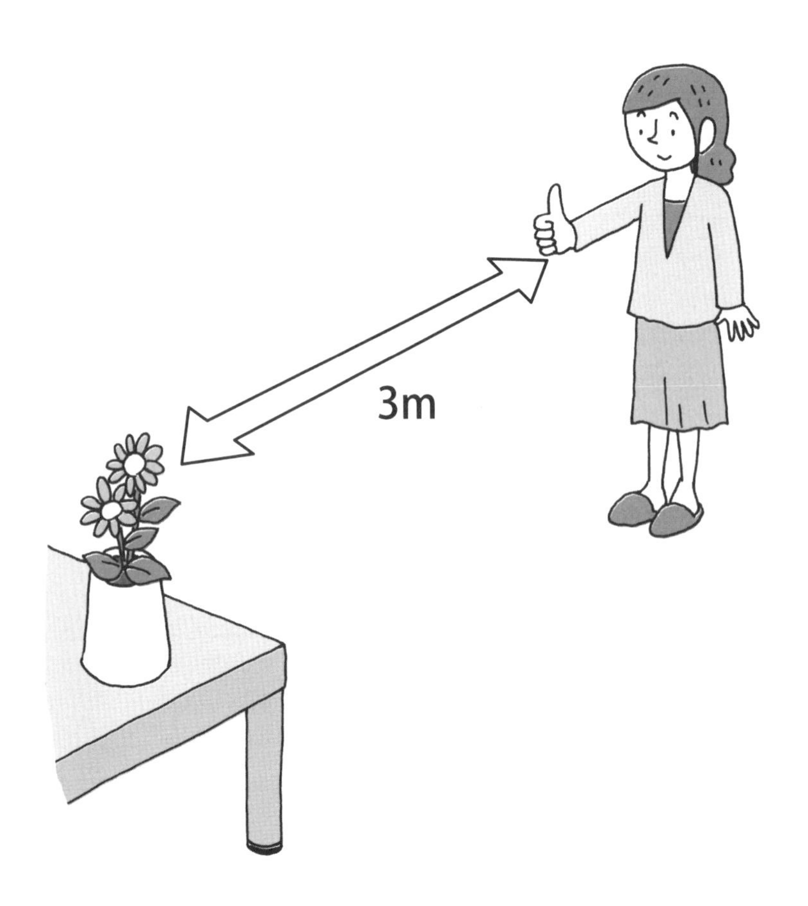

眼外肌也會因為眼睛長時間盯著小小的螢幕，很少轉動眼球，而變得僵硬。

在這裡為您介紹「大拇指階段性滑動」、「轉轉8循環操」的伸展運動。「大拇指階段性滑動操」、「轉轉八循環操」可以配成組練習，透過斜眼，眼珠朝外側轉，眼球正反面轉動，如此一來，讓肌肉協調，得到伸展。

請盡可能不單方面做一項，而是兩項眼球保健操都一起做最為理想。

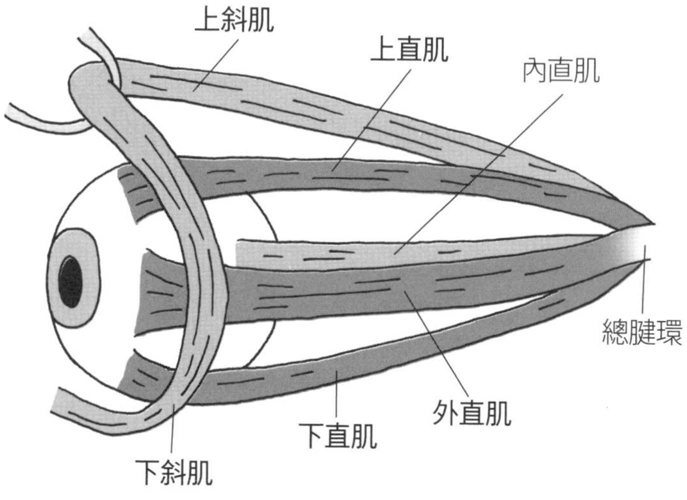

將眼睛轉動各種方向的肌肉的「眼外肌」

大拇指階段性滑動

1. 單手朝前方打直，豎起大拇指將指甲的位置放在兩眼之間的延長線，凝視大拇指的指甲約 1 秒左右。
2. 接著，伸直手臂，大拇指放在正中央的位置，凝視約 1 秒左右。
3. 最後將單手的大拇指豎起來，放在雙眼之間，儘量靠近臉部的位置，擠起鬥雞眼，凝視約 1 秒左右。

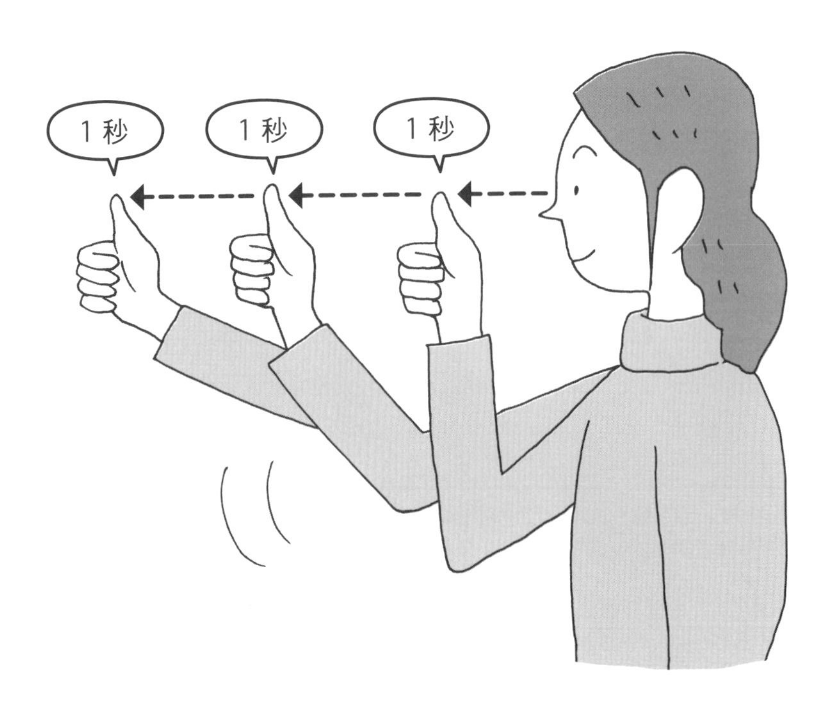

轉轉8循環操

1. 將臉部直直朝向前方，只有眼睛朝頭頂正上方凝視維持一秒鐘。

2. 以同上動作，眼睛按左斜上方→正左方→左斜下方→下方→右斜下方→正右方→右斜上方→頭頂上正方的順序和方向凝視，循環一周。

3. 完成後，接下來反方向按頭頂正上方→右斜上方→正右方→右斜下方→下方→左斜下方→正左方→左斜上方→頭頂上方的順序和方向凝視，再循環一周。

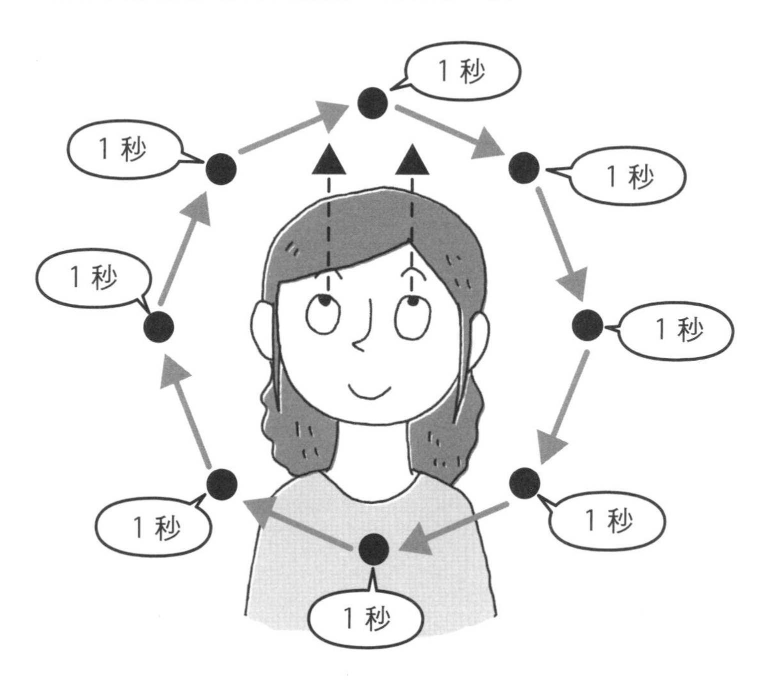

增加伸展操的豐富度

當熟練基本的伸展操後，不妨試試不同的伸展操吧！建議可以每週，或是在通勤電車中或外出時進行皆可。可順應各自不同的生活模式，以快樂期待的心情，嘗試各種眼球體操。

內眼肌（主要為睫狀肌）伸展操

大拇指滑動操　　數字8螺旋繞

尋找日文平假名　　迷宮轉圈圈遊戲

尋找數字　　鯊魚嘴追逐遊戲

大拇指旋渦操

大拇指滑動運動

1. 在臉部面前豎起大拇指，將指甲和眼睛高度齊平。
2. 將大拇指儘量往眼前靠近，一旦開始擠起鬥雞眼時，凝視大拇指一秒後，遠離眼前。
3. 凝視手指三秒後，回到原來的姿勢。

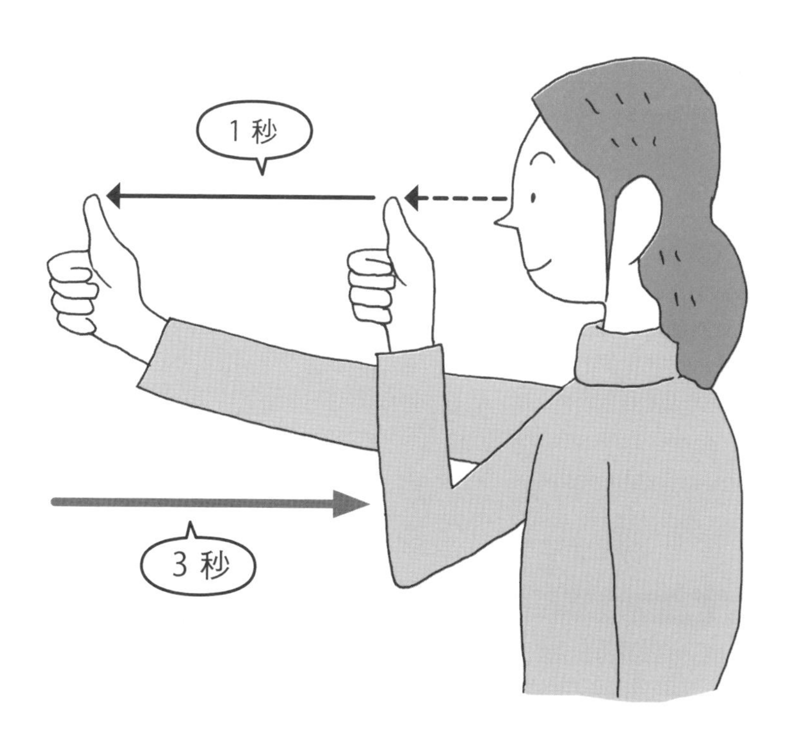

尋找日文平假名

1. 臉部固定不動，只動眼睛，按五十音順序，找尋字母。

＊或者可以想著家人或朋友的名字，或如「北海道」這地名或其他三到六個字左右的詞彙，試著找出那些拼音。

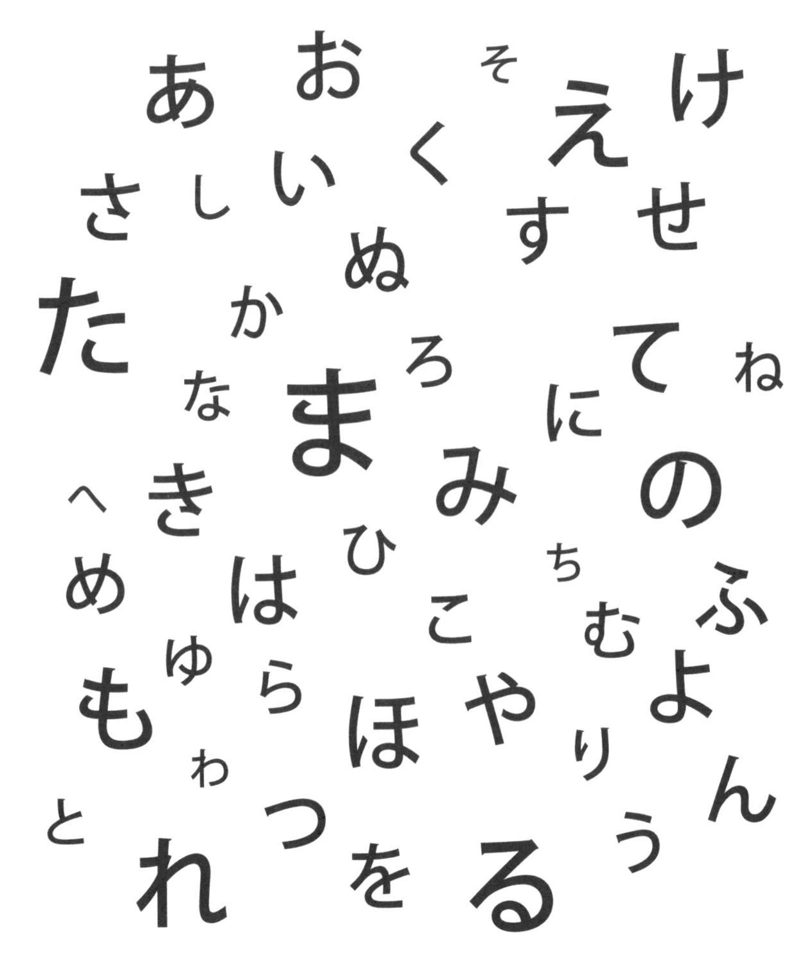

＊編註：此為日本國情，建議讀者可採用注音或英文字母練習。

尋找數字

1. 動動眼睛，用指尖碰觸 1 ～ 30 的數字。

＊熟練後，可試著找找電話號碼或郵遞區號的數字。

6　15　27
7
11　28　8　5
17　19　24
25
3　23
14　1　30
10
16　13
29
22
26　9
18　12　20
4　2
21

大拇指旋渦操

1. 單手向前伸，眼珠凝視著大拇指的指甲。
2. 同一隻手一邊畫出比臉部還要大的圓形，一邊往臉部靠近（此時，眼睛要盯大拇指的指甲看）。
3. 當大拇指指甲靠近雙眼中間時，再反向轉圈圈讓手慢慢離開臉部。

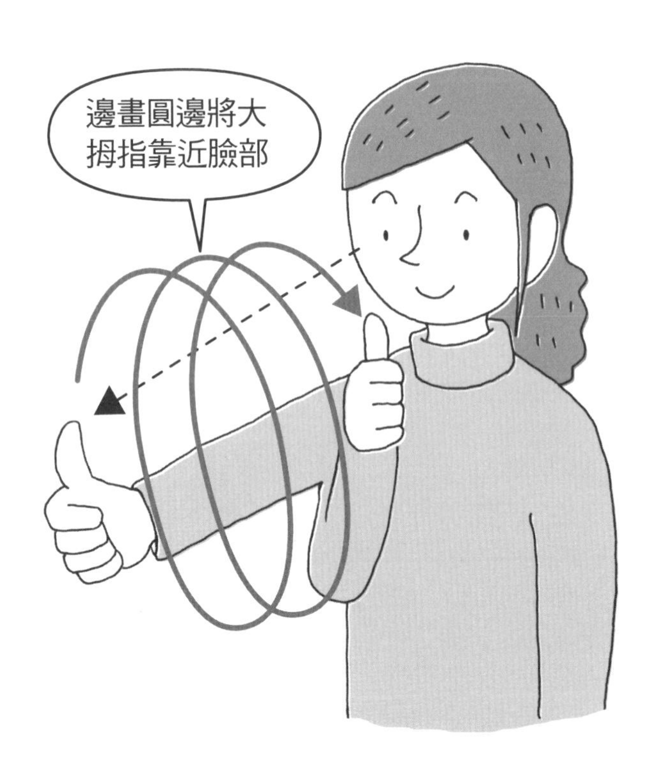

數字 8 螺旋繞

1. 眼睛離書面 20 公分，臉不動，眼珠按數字 8 的筆劃順序環繞轉一遍。
2. 到達終點後再反向環繞轉一遍。

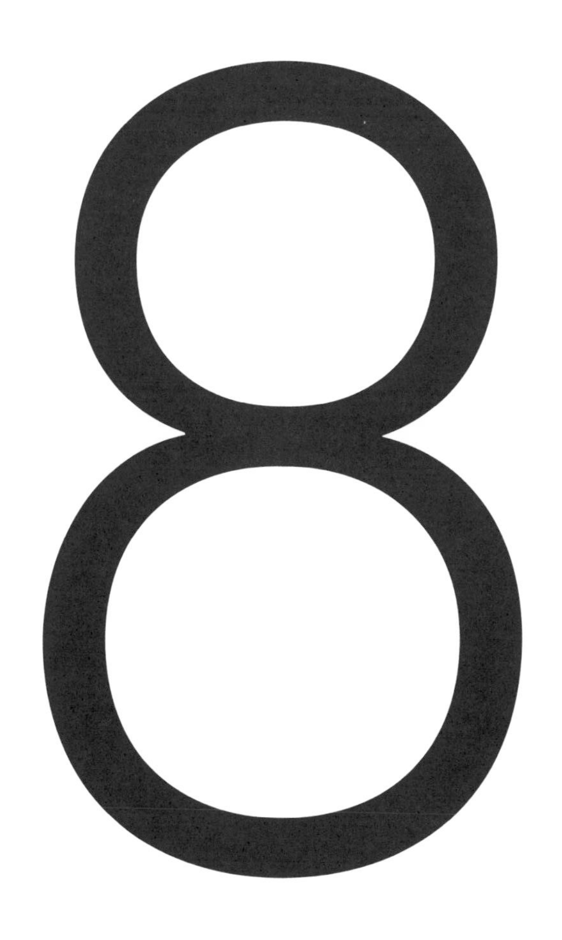

迷宮轉圈圈遊戲

1. 從起點到終點為止，只有動眼球跟著迷宮路線走。
2. 到達終點後，眼球再跟著迷宮路逆行回到起點。

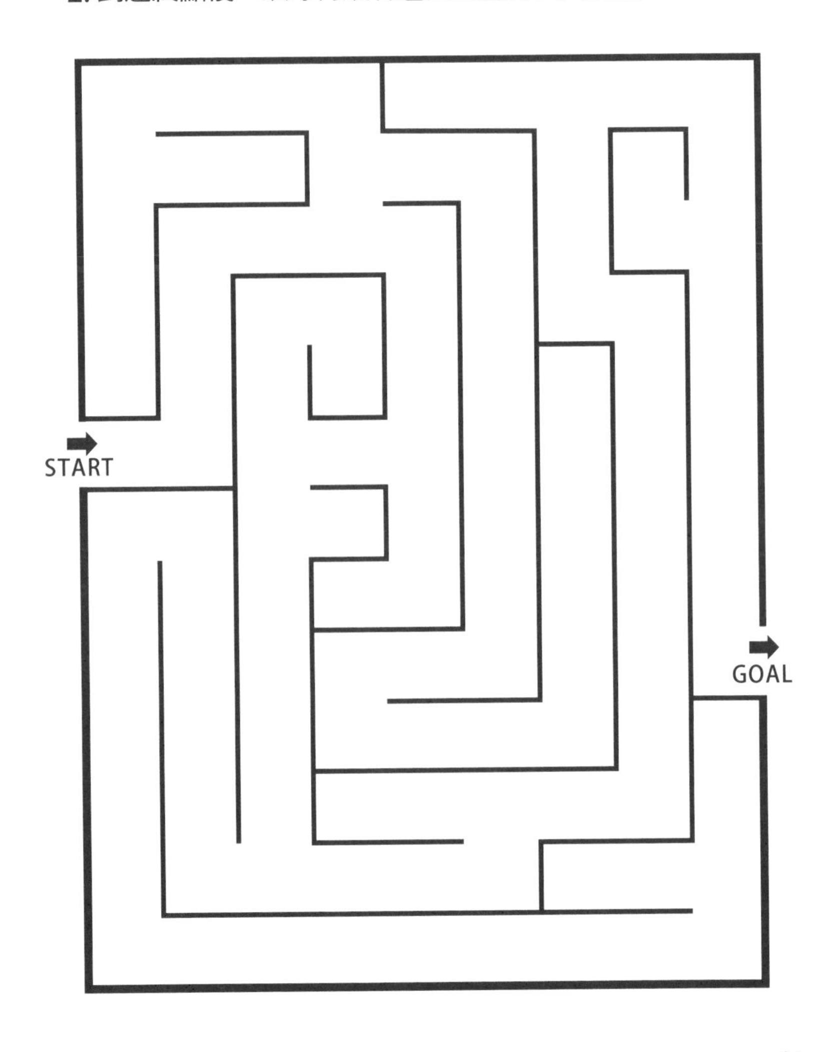

鯊魚嘴追逐遊戲

1. 臉部保持固定不動，只動眼珠，從起點開始隨著鋸齒線繞一圈。
2. 到達終點後，再逆向沿著鋸齒線繞回到終點。

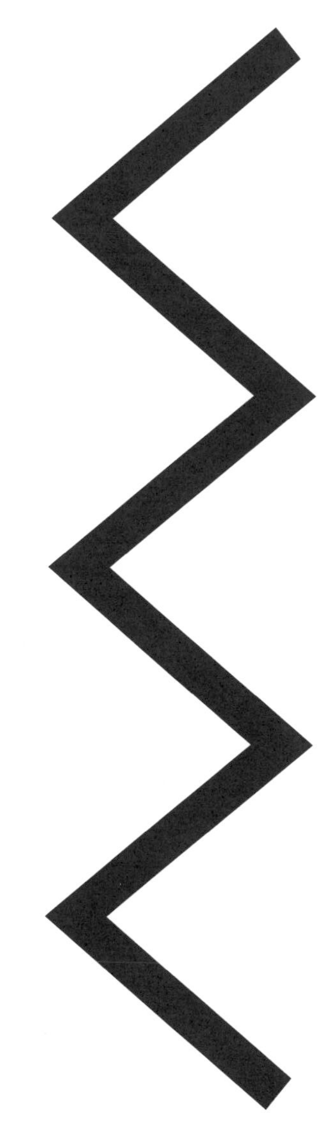

隨時隨地能做的簡單穴道按摩

穴道，在東洋醫學中被認定為與特定內臟和身體部位產生連動能量的通道——「經絡」穴位。只要按壓穴道，刺激穴位，就能調節身體的能量。

在近年來的研究中，穴道是神經分布集中之處，只要刺激穴道，就能改善神經循環系統，能幫助身體機能的正常回復。

這邊為您介紹對眼睛有益處的代表性穴道。

按壓穴道時，最好一次1到2秒，揉按次數約二到三次。

與其一次長時間按壓，不如在眼睛感到疲勞時在殷勤地按壓較好。

建議按壓強度以「感到有點酸疼但又舒服」的程度是最佳的。

並沒有「感到越痛越有效」這回事喔！

讓疲憊不堪的眼睛有立即恢復的效果！眼周穴道

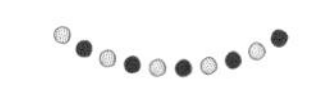

睛明

在眼頭稍微上方，稍微靠近鼻子的凹陷處的穴道。
使用兩手的大拇指，朝著鼻子往上推。
可以消除眼睛疲勞，感到神清氣爽，讓視線更清晰。

瞳子髎

從眼尾起大約一根手指長度，在靠近耳朵一帶，位於骨邊的穴道。
使用兩手的中指，刺激骨邊。
能消解眼周肌肉，舒緩眼睛疲勞，改善眼底疼痛和頭痛問題。此外，也有減輕魚尾紋的效果。

太陽

從太陽穴朝眼尾處有個凹陷處的穴道。
使用兩手中指的指腹，往頭中心部位按壓。
可刺激自律神經，提升眼部運作機制。
消解眼部疲勞和視線模糊問題，提高注意力。

眼睛感到疲累或眼睛以外的部位的不適症狀也能獲得改善！臉周的穴道

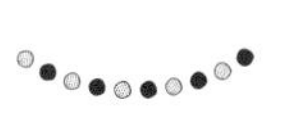

攢竹

位於眉毛根部的骨頭的凹陷處的穴道。
使用兩手的大拇指，朝頭部中心位置往上推。
能提升眼部運作機制，消解眼瞼浮腫問題。
再者，除了改善手腳緊繃狀況，也能提升免疫功能，提升自然治癒力。

承泣

眼瞳部位的正下方，在眼窩處的骨邊的穴道。

用兩手的食指搔抓骨頭，往前推以刺激穴道。

對於眼睛癢，流眼油，充血等花粉症症狀也能獲得改善。

此外，也有紓解肝臟及大腸疲勞的作用。

顴髎

位於顴骨最下方拐角處的穴道。

使用兩手的食指指腹，將骨邊往上推加以刺激穴道。

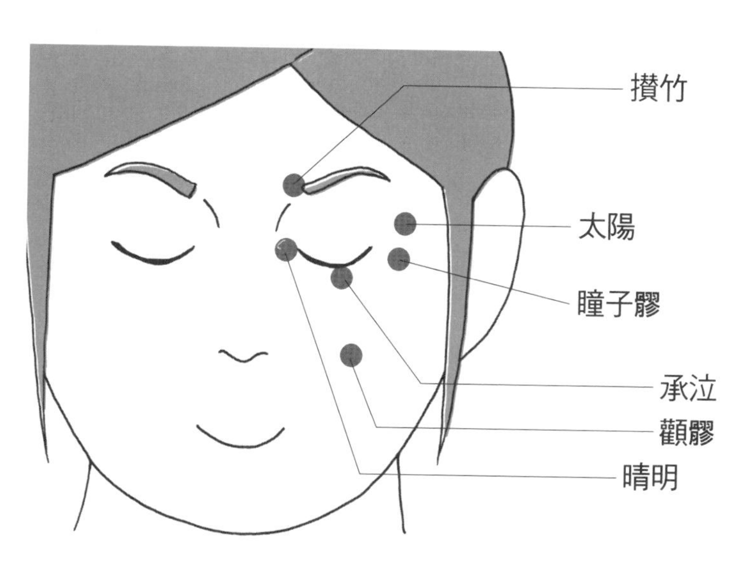

消除眼周疲勞的穴道

可促進臉部和眼部血液循環，舒緩眼睛疲勞，消解眼睛泛黃現象。
也能預防眼周、額頭、兩頰的細紋，以及達到改善斑點的效果。

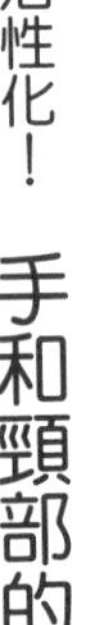

手和頸部的穴道

在觸手可及的範圍內，讓眼睛和全身活性化！

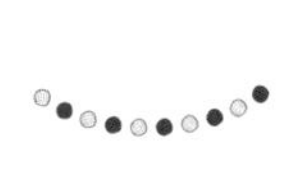

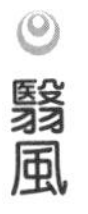

翳風

位於耳垂內側，以及下巴骨邊側有個凹陷處的穴道。
以兩手的食指，朝著臉部按抽刺激穴道。
能使眼部神經甦醒，能讓視線清晰。
促進能量循環，使全身活性化。

勞宮

將手掌朝向自身方向，將中指的　頭往下探，碰觸到凹陷處，在那無名指側的穴道即為勞宮。

使用大拇指，朝手指方向往上推。能協調自律神經，平撫沮喪和焦躁等心情上的疲憊。

讓心情得以平靜，強化內臟的功能，促進血液循環。

風池

位於後腦勺，在頭髮髮際線附近的凹陷處的穴道。使用兩手的大拇指，朝頭頂往上推。

促進眼睛和大腦血液循環，提升注意力。

此外，也有緩和感冒各種症狀的效果。

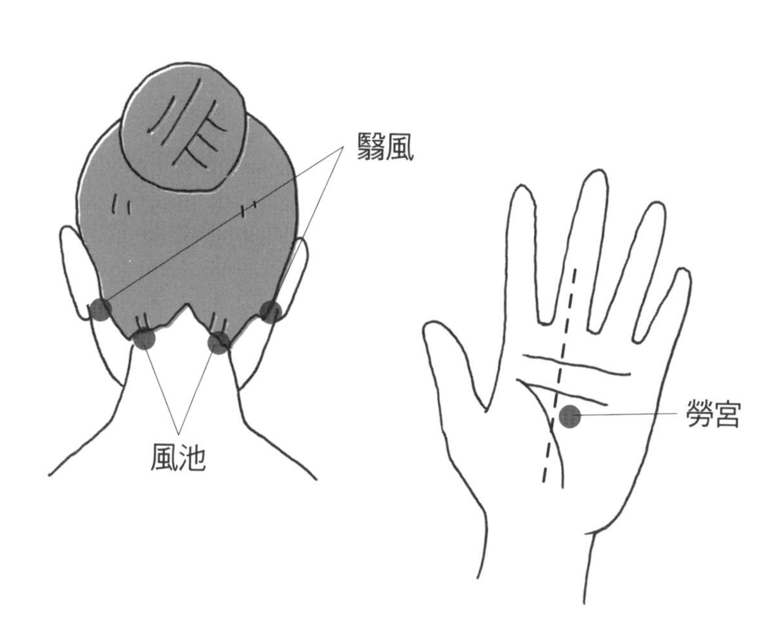

按揉頸部，促進血液循環！

長時間使用電腦和智慧型手機等等，或一直面向辦公桌，進行細微的作業，我們總是很容易作出將頭往前突出的姿勢。

一個成年人的頭部平均約有五公斤重，用以支撐頭部的頸部肌肉，會顯得過度緊繃。

頸部是心臟有與眼睛和大腦相連的血管相連之重要的部位。

一旦頸部感到酸痛僵硬時，血液循環就會變差，應傳達至眼睛和大腦的血液就會不足。

再者，穿過大腦、頸部和胸部，到達腹部的「**迷走神經**」，是支配幾乎所有內臟的重要神經。

副交感神經中大部分都是迷走神經。

因此，當頸部酸痛時，副交感神經的運作會變得遲鈍，血液循環就會變差。

本篇所介紹的按摩和伸展操，能消解頸部的酸痛，能將新鮮的血液輸送至眼睛和大腦。

頸部加溫的「肩頸部毛巾熱敷法」

在進行伸展運動前，以毛巾熱敷頸部會更有效果。

將血液輸送至頸部和眼睛的「拉拉耳體操」

與眼睛和臉部，及頭皮和頸部的肌肉都相連且相鄰的就是耳朵。

當輕輕拉耳朵時，會伸展僵硬的肌肉，促進血液循環。

耳朵裡其實有超過二百個穴道。

如果能揉按整個耳朵，能促進血液循環。

◎推揉鎖骨下方的「鎖骨按摩法」

當頸部太常往前傾的時候，鎖骨下方就會感到僵硬，請輕輕揉開放鬆這部位的肌肉吧！

◎揉開後頸部肌肉的「胸鎖乳突肌按摩法」

從耳下、胸骨到鎖骨為止相連著，斜穿過於頸部的是「胸鎖乳突肌」，即為當臉部不論往左或往右轉時，會浮出的肌肉。

頸部後方僵硬的人們這個肌肉也一定會僵硬。

揉開胸鎖乳突肌，能舒緩後腦勺的肌肉。

◎放鬆側頸部的「轉轉頭伸展操」

除了頸部後方，側頸部也輕輕伸展放鬆一下吧！

肩頸部毛巾熱敷法

1. 使用手帕大小的毛巾（沾濕水後，用力擰乾）。

2. 以微波爐加溫。

＊依機種或瓦特數而定，加熱時間可以自行調整（500 瓦特約一分鐘）。

3. 用熱毛巾敷在頸部後方到肩膀處。

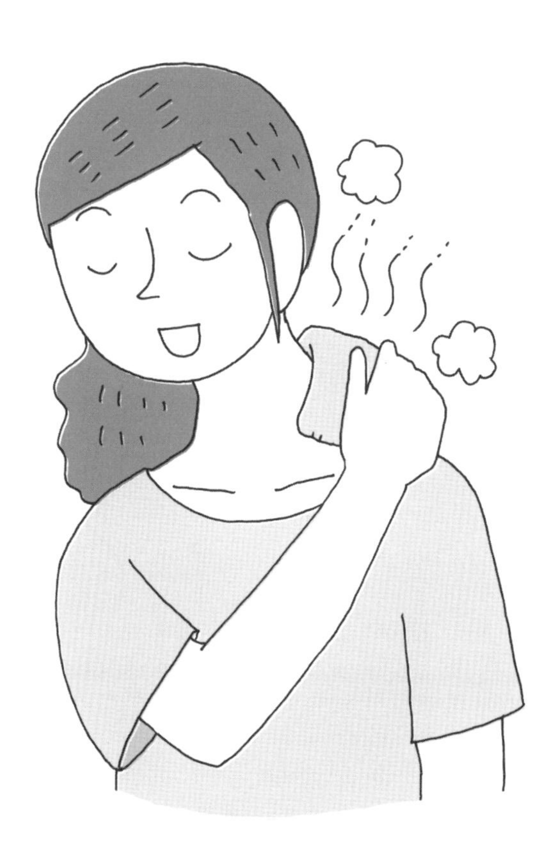

拉拉耳體操

1. 以適度的力道往下拉耳垂五次。
2. 接著，以大拇指和中指抓住耳部中央位置，輕輕地朝往外和橫向的方向拉五回。
3. 最後將耳朵上部往斜上方拉五回。

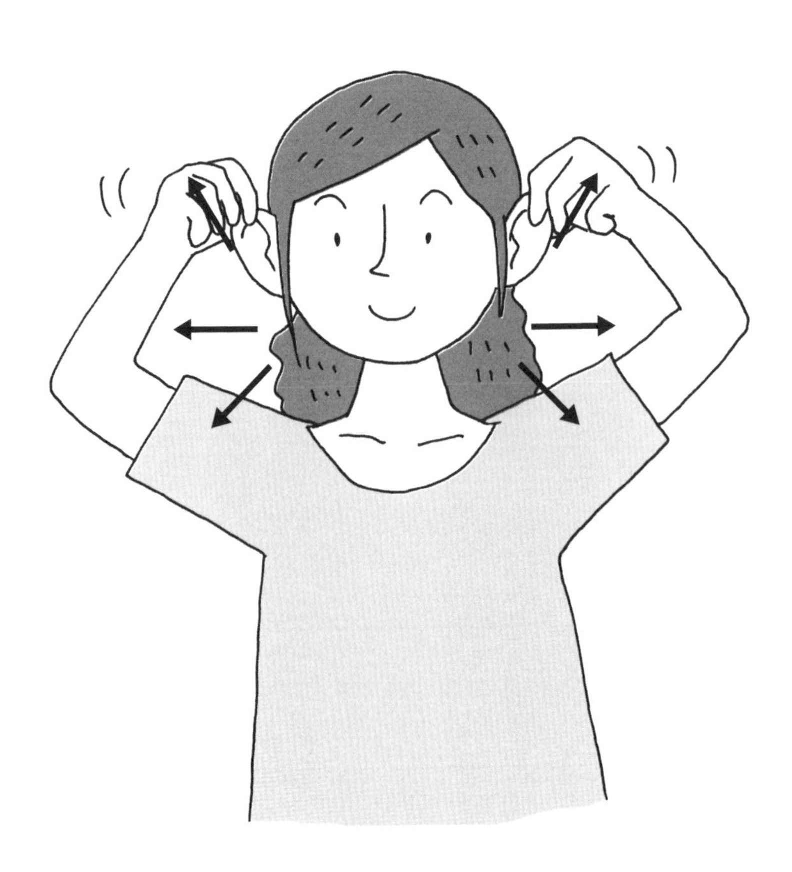

鎖骨按摩

1. 以右手指腹揉按放鬆左肩鎖骨下方。
2. 同樣地姿勢，再用左手指腹揉按鬆開左肩鎖骨下方。

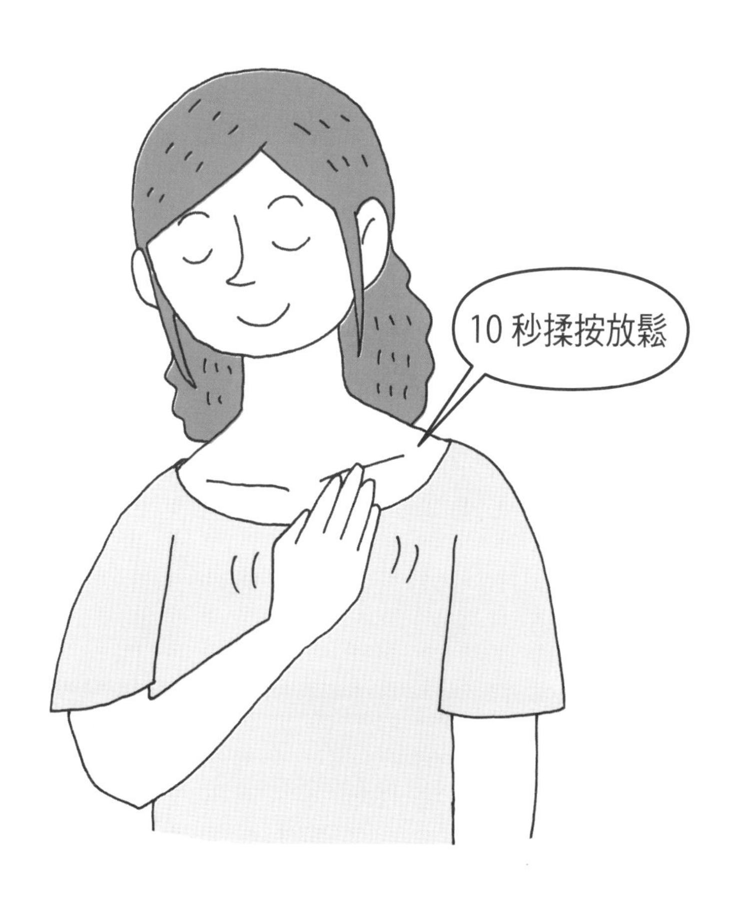

胸鎖乳突肌按摩法

1. 將頸部朝右或朝左，用大拇指腹將突出的胸鎖乳突肌由下往上揉開推展按摩。
2. 另一邊也同樣地進行一樣的按摩。

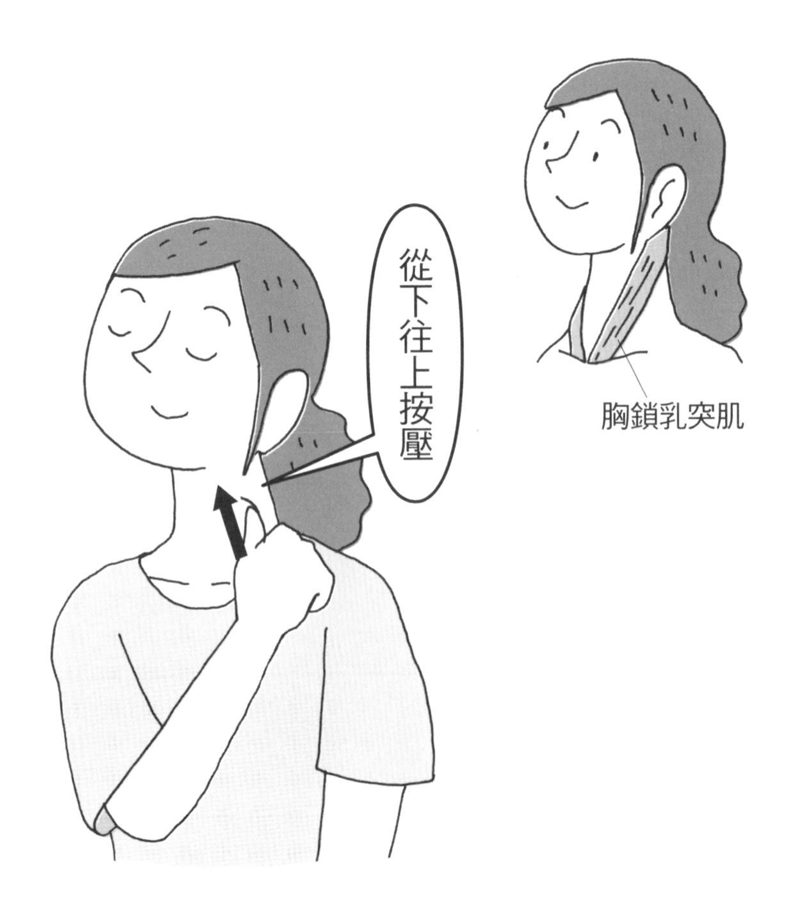

轉轉頭伸展操

1. 兩手朝背放，左手握住右手臂。
2. 右手臂全體一邊往下方拉，一邊將頸部往左側方放倒。
3. 等待經過 5 秒，將頸部伸回來，手臂維持原來姿勢，朝向正左側方拉。
4. 伸展 5 秒後回到原來位置。
5. 接著，反過來，以右手握住左手臂的手肘，頸部往右側方放倒 5 秒，伸回原位後，再朝向正右側方伸展 5 秒。

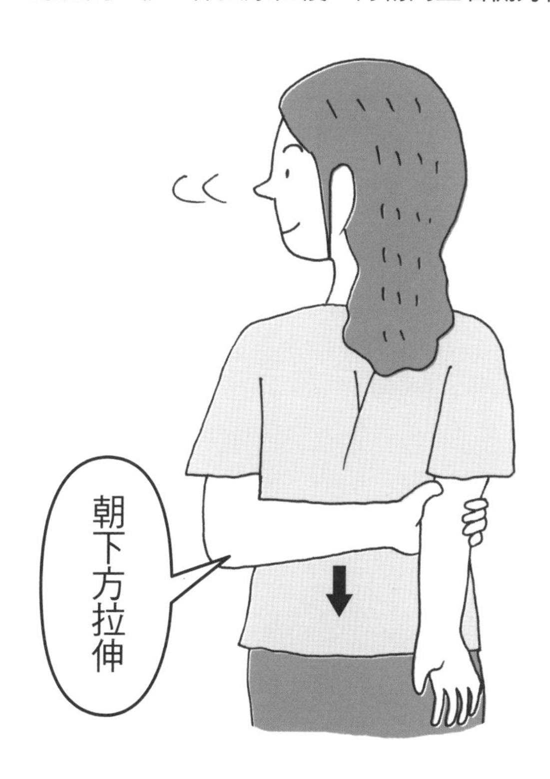

肩膀和背部的酸痛以伸展操來消解

頸部和肩膀及背部三部位之間有「僧帽肌」相連著。

因此，當頸部感到酸痛時，肩部和背部也會僵硬。

在這篇將為各位介紹伸展操，揉開肩部和背部的酸痛，消解連動的頸部的僵硬。

◎鬆開背部和肩膀的「肩胛骨轉轉操」

因為頸部的「胸鎖乳突肌」和鎖骨相連，只要動動鎖骨就能放鬆肌肉。同時轉轉肩胛骨，能放鬆背部和肩部。

◎酸痛可以一次消解的「肩胛骨伸展操」

一邊動動肩胛骨，一邊將周圍的肌肉鬆開。

◎鍛鍊僧帽肌下半部「肩胛骨上下擺動」

頸部和肩部上的僧帽肌上半部會緊縮，引起頸部和肩部酸痛。此時，僧帽肌下半部會呈現被拉開伸展的狀態。

如果這時鍛練僧帽肌的下部，可以預防僧帽肌上半部，變硬收縮起來。

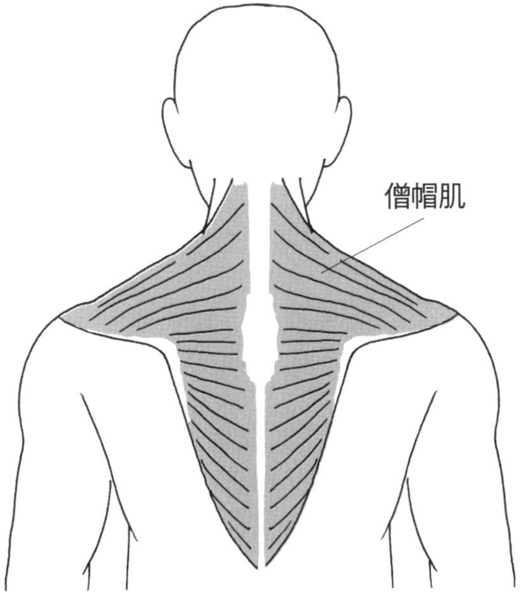

肩胛骨轉轉操

1. 將兩手放在肩膀上，兩肘以畫圓方式由前往後轉一圈，兩肘緊貼後一起轉圈。
2. 由前往後轉五圈後，接著，再由後往前轉動五圈。

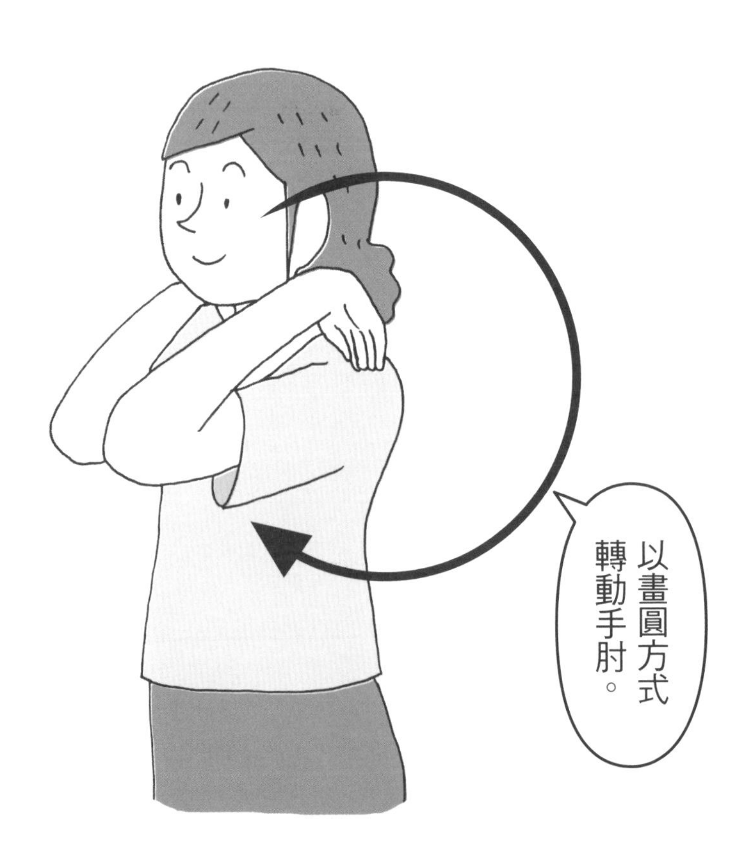

肩胛骨伸展操

1. 將兩手的手肘彎曲，抬到與肩膀同高的位置。
2. 一口氣將兩手肘往後拉伸，將肩胛骨拉近並攏。
3. 保持兩肘彎曲姿勢，將兩手臂回到身體前方，在肩胛骨中間進行伸展運動。
4. 反覆進行五次。

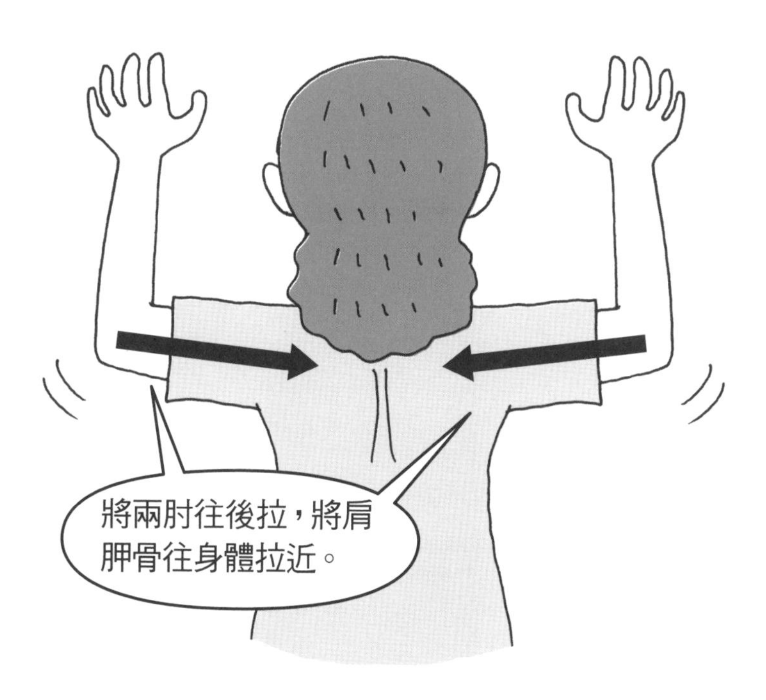

肩胛骨上下擺動

1. 將兩手手腕抬至與肩膀同高的位置，兩肘呈現 90 度彎曲狀態。
2. 兩手舉高，將肩膀往下垂放，慢慢將肩胛骨往下拉。
3. 此動作請反覆進行十次。

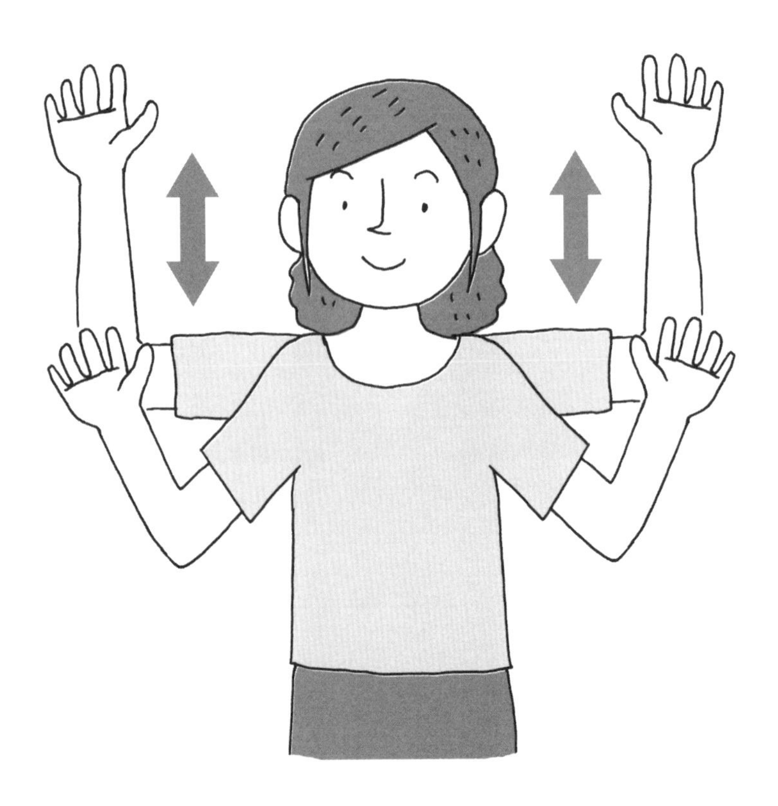

讓副交感神經活性化的10秒方法

◎讓副交感神經活絡運作的臉部輕拍運動

像是「咚咚」地拍嬰兒背部讓嬰兒感到安心一樣，只要帶著節奏輕拍臉部，就能活化副交感神經。

頭部和臉部集中分布和眼睛和身體有關的穴道，如果不順心或令人感到煩躁時，只要輕輕拍打臉部，就能讓副交感神經恢復精神。

◎刺激「指間穴」，讓副交感神經活性化

食指和中指，中指和無名指，以及無名指和小指之間的分叉處的部位上有個叫作「指間穴」的穴道。

按摩這個穴道能促進全身血液循環，達到讓副交感神經活性化的效果。

放鬆背骨部位的「背骨扭扭運動」

沿著背骨兩側的「脊柱起立肌」，扮演支撐背肌重要的作用。是造成肩膀酸痛，腰痛等的原因，「脊柱起立肌」是相當容易感到疲累的肌肉。這時請慢慢左右轉動，放鬆肌肉。

聆聽莫札特的音樂，調節自律神經的平衡

據一名法國耳鼻喉科醫師 阿盧弗列德．托馬提斯特博士的研究，在莫札特的音樂樂曲中，發現有存在高音域的波動聲音。

高音頻率能刺激腦神經，在全世界中也用於音樂療法和胎教上。

近年來，也有研究證實莫札特的音樂有助於副交感神經的活性化。

為了讓莫札特音樂的效果更為提升，可以將其他雜音遮住，建議可使用包覆兩耳的耳機來聆聽莫札特的音樂。

臉部輕拍運動

1. 使用兩手的食指、中指和無名指的指腹。

2. 有節奏性地從後腦勺部位朝額頭輕拍，然後從額頭經過頭頂往後腦勺部位輕拍，再輕拍眼周和兩頰等。

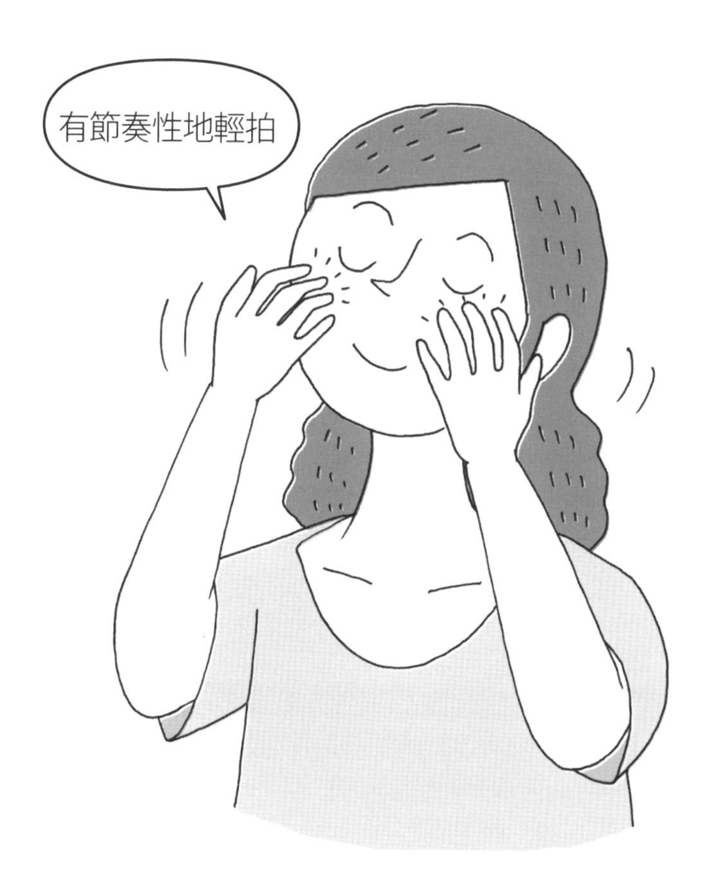

「指間穴」刺激操

1. 兩手抱著手胳膊，使用一隻手的食指、中指、無名指的指腹，揉按放鬆另一邊手的「指間穴」加以刺激穴道。
2. 反過來另一邊手也重覆相同動作。

※ 三隻手指並非同時操作，以大拇指和食指一個個揉壓放鬆也 OK。

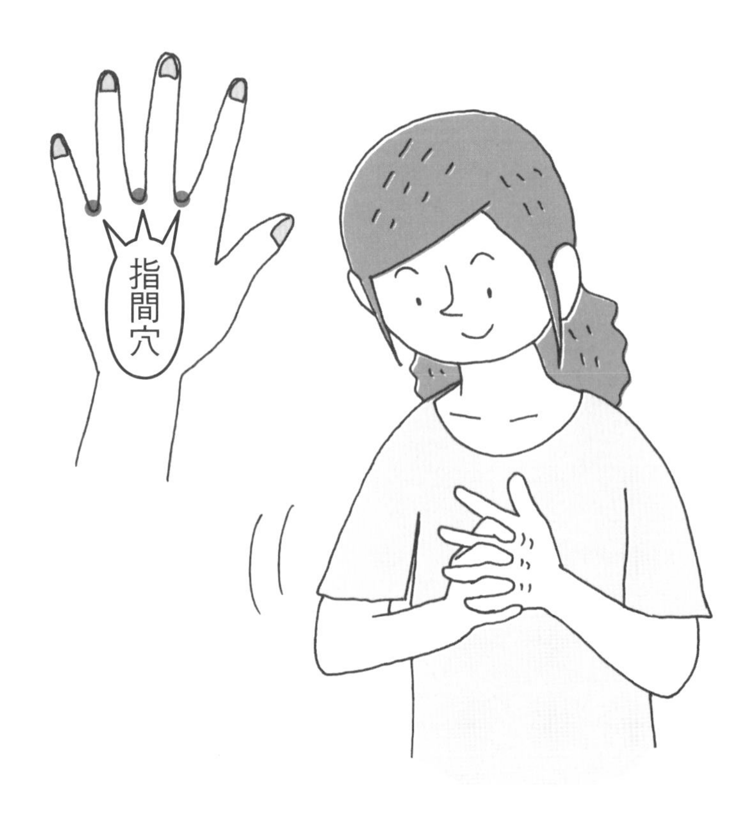

背骨扭扭運動

1. 全身站直，稍微放鬆膝蓋。
2. 上半身放鬆，往左右擺動扭轉。
3. 左右各反覆進行五次。

＊也可以坐在椅子上，朝左右扭，抓住椅背。請注意勿過於用力扭轉，只要側腹有拉扯到即可。

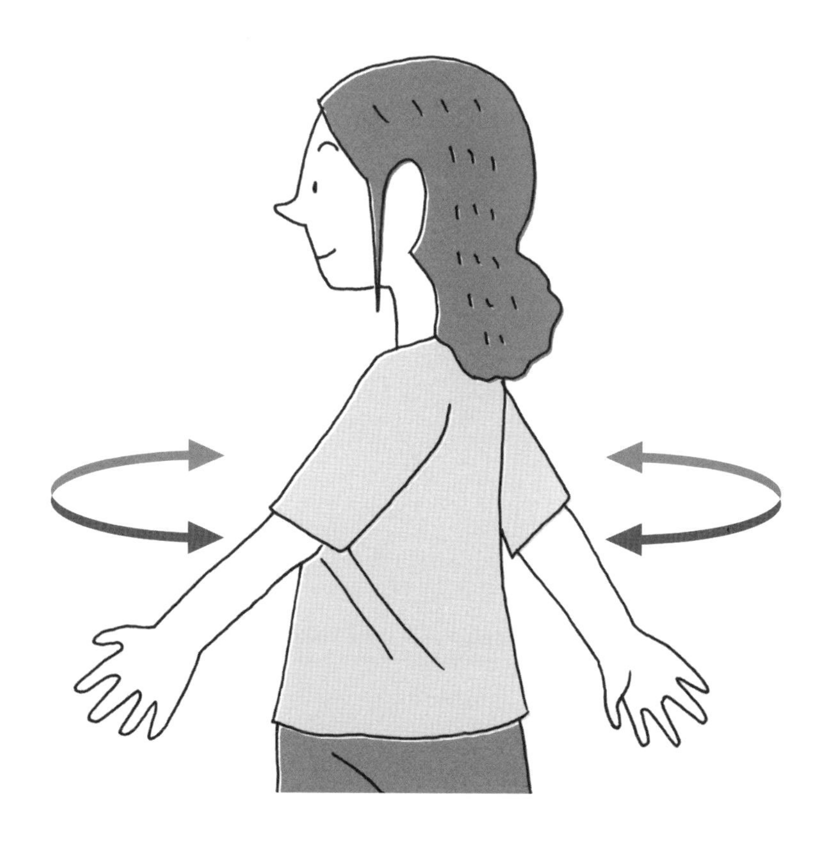

身體放鬆時，眼睛血液循環也會加速！

坐在辦公桌就能做的「小腿肚上下抬運動」

請稍微回顧我們每日日常生活。
是否長時間坐在電腦或電視前面呢？
工作是需要站立時，也是只限於狹窄的範圍內。
這會造成血液停滯，循環不良。

雖說如此，如果忽然決定：
「來跑步吧！」
等等，似乎也沒有必要要從困難度高的運動開始。
只要知道訣竅，只要稍微動動身體，血液循環也會變得良好。

心臟像幫浦一樣的運作功能，將血液送往動脈。從心臟送出的血液，會循環全身，回到心臟。流到腳掌的血液，必須抵抗重力，才能回流心臟。此時，需要的是被稱作「第二個心臟」的小腿肚的肌肉。小腿肚的肌肉透過收縮，將血液壓升。

有益眼睛的「肋骨按摩法」

在東洋醫學之中，透過「經絡」這個能量的通道，肝臟和眼睛相連，有緊密的關係。

從體外可以溫和刺激肝臟的就是「肋骨按摩法」了。

坐辦公桌就能做的「膝蓋伸展操」

當因壓力感到緊張時，全身會處於僵硬狀態。此時，可以作一種伸展操以放鬆手臂肌肉。

小腿肚上下抬運動

1. 趁空閒時，反覆立起腳尖，讓小腿肚抬上抬下運動。光是這動作，就能改善血液循環不良的情況。
2. 有時，立著腳尖，走十到二十步左右。可以鍛鍊小腿肚，能強化血液向上推送的能力。

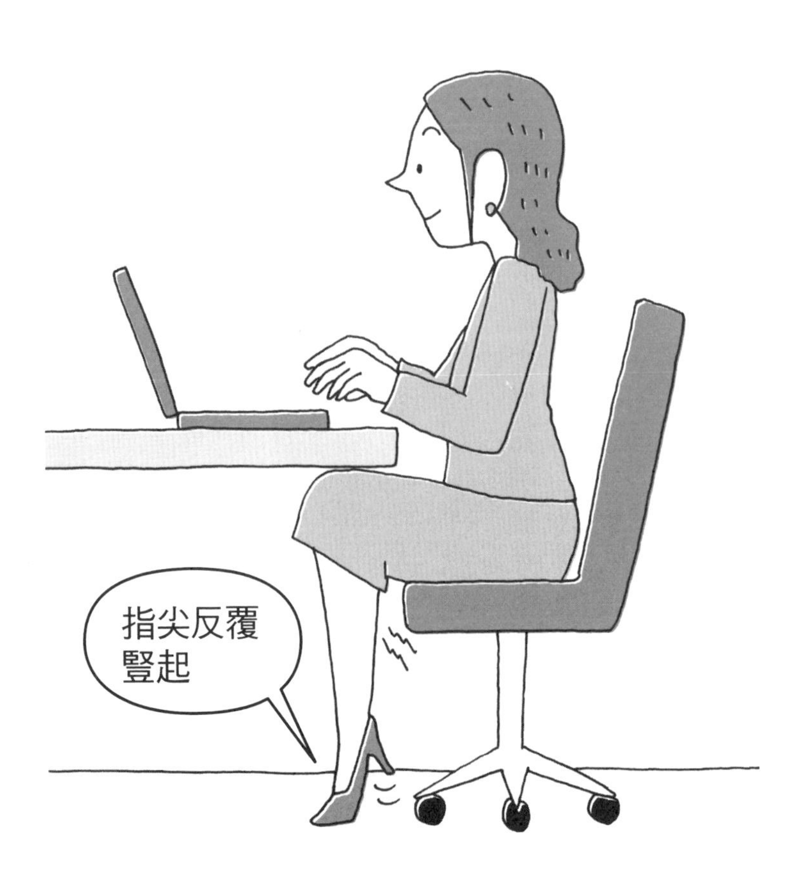

肋骨按摩法

1. 肝臟位於右邊肋骨下方位置。以右手的中指到小指為止的四根指頭於在肋骨下方的部位，輕輕往內側壓。
2. 當肝臟變硬時，會感到疼痛，手指無法壓入。此時，不必過於勉強，只要適度刺激即可。

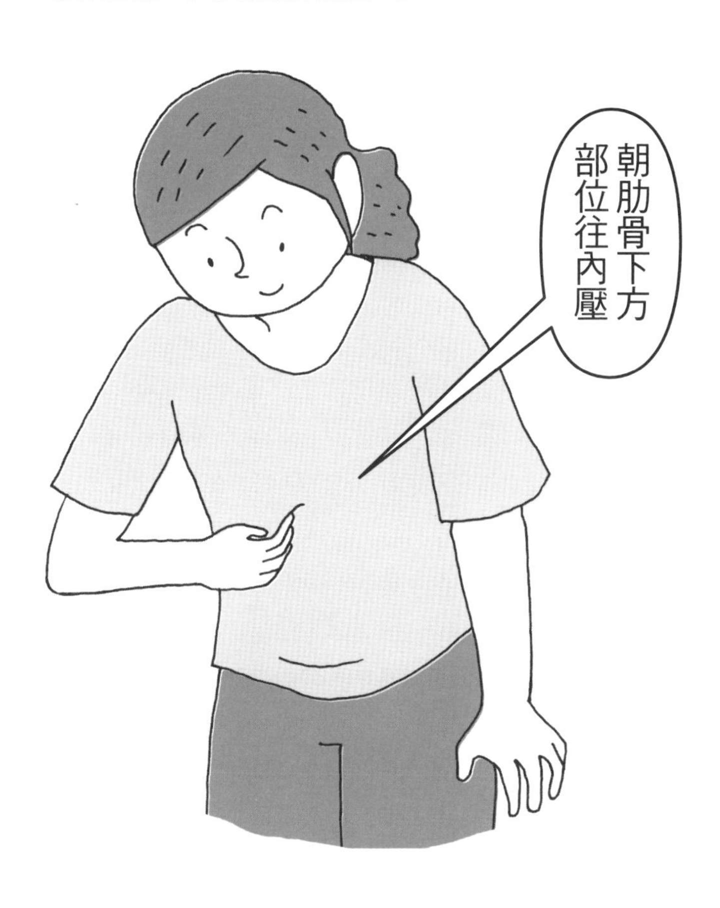

兩肘伸展運動

1. 將右手往前伸直，將手掌往前，手指朝下擺放。
2. 用左手抓住右手的手指，向臉前方拉近後再反推回去。
3. 約經過 5 秒，再輪到左手向前伸展，右手抓住左手的手指，同樣作 5 秒反推動作。

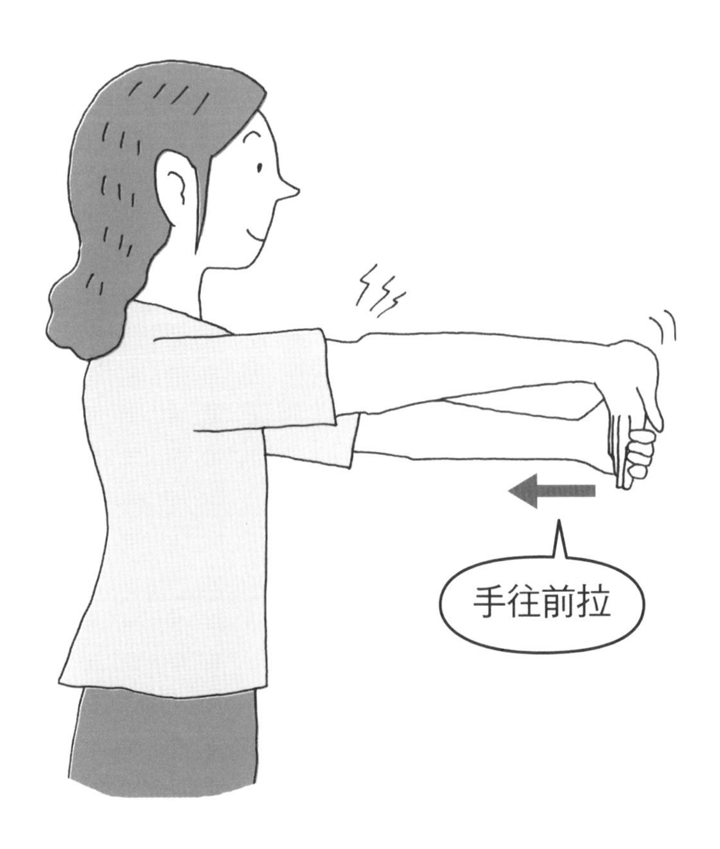

促進內臟活絡運作，有益眼睛健康的「橫隔膜伸展運動」

當全神貫注於電腦和電視螢幕時，臉部不動時，眼睛會感到疲累的同時，後腦勺的下方（頸部上方部位）的肌肉會感到疲累。

這肌肉部位的頸部骨頭（上部頸椎）為橫隔膜神經的出口。這裡僵硬時，橫隔膜就會變硬，動作也會遲鈍。

現在我們來試試簡單就能作到的「橫隔膜伸展運動」吧！

促進大腦血液循環的「平衡球」運動

應該有不少人一直久坐著打電腦吧！身體完全沒有在動，會使全身肌肉僵硬，血液循環不良。

既然如此，何不利用坐著的時間，來促進血液循環呢？

如果在職場環境允許下，建議您可以用「平衡球」代替椅子。

我想很多人都知道，平衡球也就是可以取代椅子是個大型塑膠球。

橫隔膜伸展運動

1. 將身體俯臥於地板上，兩手放在胸部的側邊。
2. 伸展手臂，將上半身向後仰。
3. 在這樣的姿勢下，吐氣，讓小腹凹陷。然後，再吸氣，讓小腹鼓起，深呼吸二到三次。

＊以站姿兩手扶在牆壁上，讓上半身向後仰，可以得到相同效果。

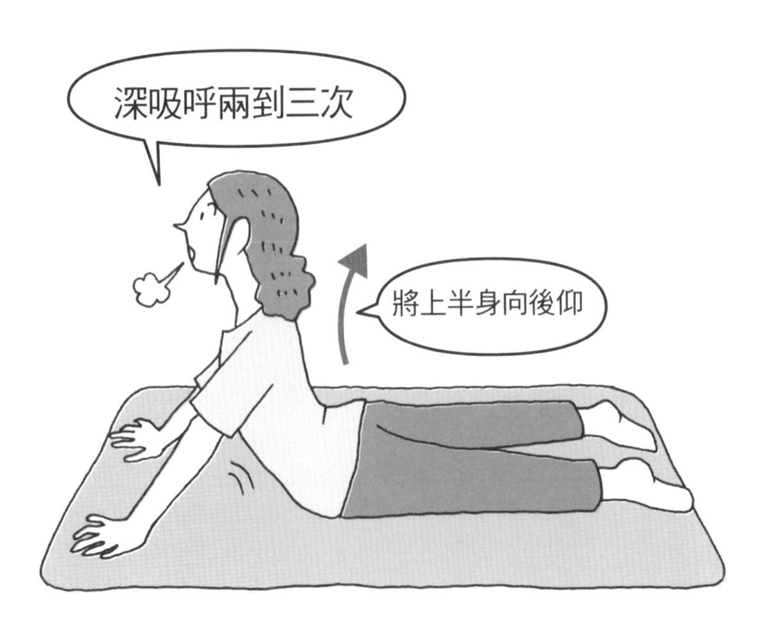

因為是球形，會搖搖晃晃不太穩定，如果無法取得平衡，就無法持續坐著。自然地縮小腹，以伸直背肌的姿勢，呼吸也會越順暢。

再者，自然而然會運用到全身上下的肌肉，也會促進血液循環。

平衡球原本用於腦性小兒麻痺症患者的復健運動上，為促進大腦血液循環為目的而發明之物，可期達到提升工作效率的效果。

平衡球選擇適用於自己的身高和辦公桌的尺寸是重要的。

在坐著時，以膝蓋能呈現九十度彎曲的尺寸為主。

在坐在平衡球上方時，辦公桌能和膝蓋高度相同時也會使用地更順手。

此外，在動作還沒有熟練之前，可以稍微吸入空氣，更容易凹陷，更容易取得平衡。

◎熱毛巾應用篇「泡澡時的眼珠溜溜操」

方才介紹過熱毛巾運動。

如果在泡澡時，不必使用微波爐，只要能將毛巾浸泡於浴缸內，就能製作簡單的熱毛巾。

還有，如果使用泡澡時的熱毛巾，眼睛和身體的溫度都會上升，會放鬆眼周肌肉，這是最佳的時機點。

現在為您介紹在泡澡時將毛巾放於眼周即可做的眼部保健運動。

「泡澡時的眼珠溜溜操」

1. 閉上眼睛，慢慢轉動眼球，先往順時鐘方向轉一圈。

2. 接著，再往逆時鐘方向轉一圈。

3. 請反覆做 2、3 次。

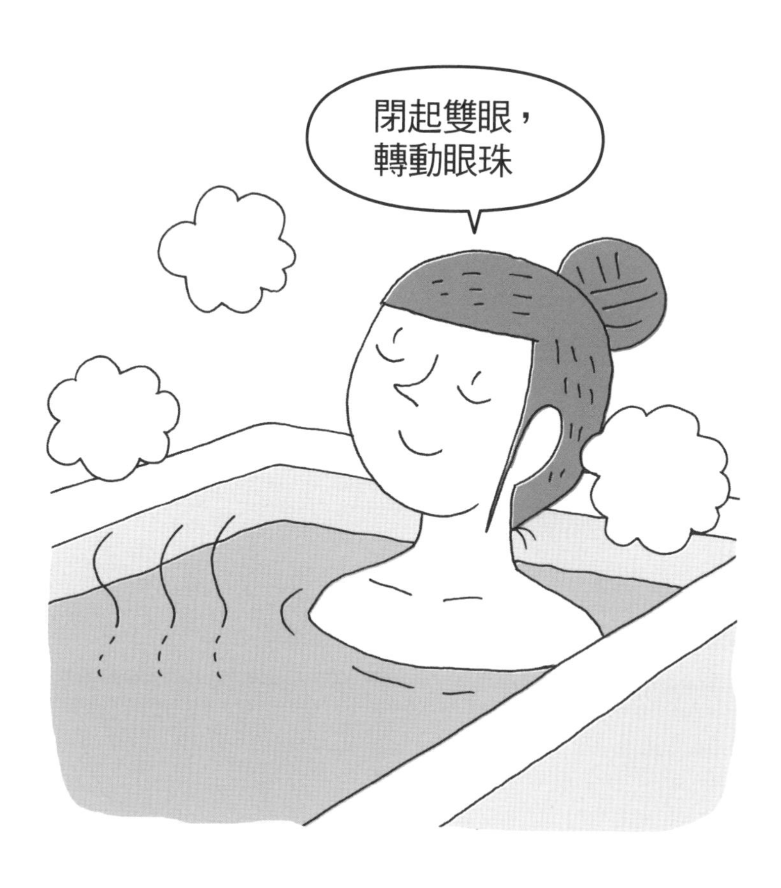

Part 5

「一日五餐」能變瘦且有益眼睛健康！

一天1餐或3餐？或是5餐？

專家們對於健康飲食法，總有各種意見。有的人實踐一天1餐，也有人「一天吃早、中、晚3餐」或「一天只吃2餐」。然而，筆者認為有益眼睛和身體健康的飲食法是一天5餐。說是一天吃5餐，也並非每餐都吃很多，是採用早、中、晚餐，加中間餐與餐之間的兩次點心時間。

筆者主張一天吃5餐的最大理由是「可以防止血糖值的急速上升」。當用餐次數不多時，空腹時間變長，一次攝取的糖質分量會增加，如此一來，造成血糖值的急遽升高。

根據研究指出，一旦空腹的時間變長，用餐之後，攝取了糖質後，血糖值就會容易上升。

如果血糖值一口氣上升時，胰島素會為了「**降低**」血糖值而大量地分泌。如此一來，造成反作用，使得血糖值急速下降。

當血糖值反覆地忽高忽低時，胰島素的量和功能也會低下，造成血液中有多餘的糖分滿溢。

血液中堆積過多的糖分時，就會傷及血管。

當身體脫水或體力低落時，注射的點滴中含有的成分，再怎麼多頂多只有5％，太多的糖分會讓身體感到疼痛。

當注射糖分有10％的點滴時，會有讓人無法忍受的疼痛感。

因為那些過多的糖分會傷害血管內壁。

尤其會對毛細血管集中的組織帶來不好的影響，會傷害細小血管集中的眼部。

一旦血糖值居高不下時，會引發糖尿病的危險也攀高。

糖尿病的合併症，會造成視力模糊，視力低下，進而惡化，變成失明。

還有胰島素能夠轉換多餘的糖分成為脂肪，將脂肪囤積於脂肪細胞，因此，造成血糖值忽高忽低，飲食習慣造成胰島素過度分泌，也容易導致肥胖。

相反地，只要隨時留心不要讓血糖值忽高忽低，脂肪就不容易囤積。

事實上，筆者每天吃五餐，以保持血糖值的穩定，過了四十歲後，也成功減重十六公斤。

為維持您眼睛和身體的健康，每天少量多餐，吃五餐左右是最理想的。

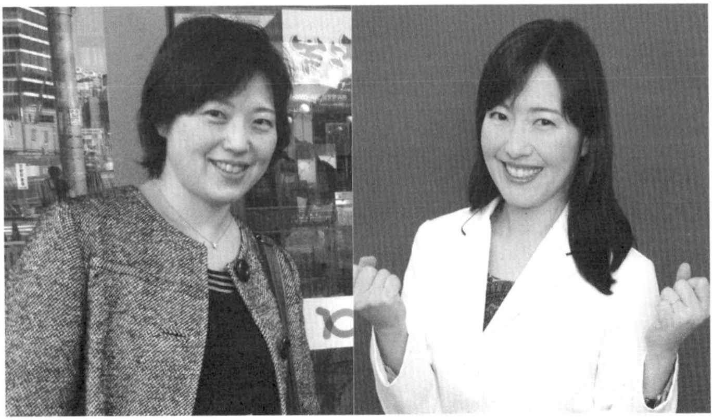

1天5餐前　1天5餐後

一天5餐成功瘦下16公斤！

「糖化」引起的眼白泛黃

當體內有多餘糖分時就會引起蛋白質的凝結，蛋白質發生變性和劣化現象，產生老化物質的反應稱作「糖化」。

根據近期研究顯示，這種糖化是老化和引起疾病的一大原因之一。

糖化為有可能在體內蛋白質存在的各個器官中發生的現象。例如，當皮膚的膠原蛋白（膠原蛋白也是蛋白質的一種）變質時，就會產生細紋和鬆弛現象。

再者，當構成血管的膠原蛋白糖化時，血管會變硬，失去彈力，變成人人聞之色變的「動脈硬化」。

當骨頭的蛋白質產生糖化作用時，骨頭強度會減低，變成「骨質疏鬆症」。

因為糖化而產生的物質，被稱之為「**AGEs（糖化終產物）**」，會變成咖啡色的。

這種物質一旦囤積於肌膚的組織中，肌膚會有泛黃和斑點問題產生。

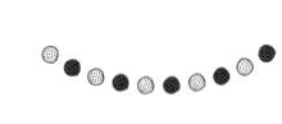

ＡＧＥｓ也有可能囤積於眼部，影響眼白部位。**隨著ＡＧＥｓ的增加，眼白部位也會開始泛黃。**

還有，構成眼睛水晶體的「晶體」蛋白會產生糖化作用，一旦ＡＧＥｓ囤積，便會造成水晶體的混濁，造成白內障。

如果因為飲食習慣，常常引起血糖值忽高忽低的變化，則體內容易有多餘的糖分殘留。

如此一來，多餘的糖分會和蛋白質凝結，形成容易引發糖化的狀態。請儘量避免身體發生糖化作用，防止身體和眼睛的老化現象，每日進食五餐是有效的。

用餐時先攝取「蘑菇、海藻、沙拉」為優先

即使決定一天吃5餐，如果沒有好好咀嚼吞嚥，將含有大量糖份的白飯、通心粉、拉麵等狼吞虎嚥一番，血糖值會急遽飆升。

進食時，為能控制血糖上昇的速度，請留意進食順序吧！

用餐後血糖值的上昇方式作成表格就是「**GI值（Glycemic Index）**」。

如果血糖值高於70以上者就是「高GI食品」，而56～69就是「中GI食品」，而55以下就是「低GI食品」。

屬於低GI食品的有蘑菇類、海藻類、豆類和蔬菜類。

而屬於高GI食品的則有白米飯、烏龍麵、使用精白小麥所製作的麵包及芋頭類等。

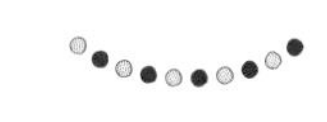

用餐時，先吃低GI的食品的話，會比高GI食品血糖值上升地較慢。

食物選擇方面可先吃沙拉、涼青菜、泡菜、味噌湯，然後接下來再吃肉或魚等等富含豐富蛋白質的菜。

不過，如果狼吞虎嚥地快速吃完，就沒有意義了。儘可能花一小時左右慢慢吃完才是理想的吃法。

而白飯或甜食儘可能慢慢少少地一口口吃，最後再吃較佳。

再者，一開始先吃高纖維質的食物，如蘑菇、海藻、蔬菜等等，自然而然得好好咀嚼一番。

據研究表示，一旦咀嚼次數變多，對用餐後的血糖值也會有正面的影響，所以先從低GI食品開始享用是符合科學根據的。

早餐攝取充足的蛋白質的話，就能一夜好眠

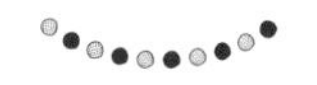

除了睡眠的時間以外，眼睛一直在進行觀看的動作。
因此，如果睡眠不足，眼內的疲勞將不斷地累積著。
好好睡一覺，是保持眼睛健康上不可或缺的。

為了有充足的睡眠，希望讀者們都能多加注意早餐攝取蛋白質的重要性。

或許您會感到疑惑，
「為何睡好覺和早餐吃蛋白質會有關係？」
現在為您說明早上攝取蛋白質，身體會有什麼變化。

蛋、火腿等肉類、魚類或納豆等，蛋白質豐富的食品，有包括一種「**色胺酸**」的胺基酸在內。

攝取這種色胺酸後，在照射太陽後，會變成能支援元氣滿滿活動力的賀爾蒙「**血清素**」。

這種「**血清素**」在夜間日光消失後，會轉成帶來睡意，有助睡眠的「**褪黑激素**」。

也就是說，當早餐攝取充足的蛋白質時，血清素的原料會增多，褪黑激素也會上升，有助於睡眠。

早餐只吃吐司和咖啡或是飯糰，就會攝取不到足夠的蛋白質。

如果早餐吃麵包時，請加點優格、起司或水煮蛋及日式煎蛋等。

理想的蛋白質是蛋，蛋除了沒有維他命C以外，其他所有的營養素都包括在內，被稱為「完全食品」。

若早點吃飯時，可以配魚、納豆或淋上蛋汁或味噌湯都是很好的蛋白質來源。

以「早5：中3：晚2」比例的份量進食

筆者認為理想的每日進食份量比例是「早5：中3：晚2」。

如果決定早餐要吃充足的蛋白質時，自然早餐的份量也會不少。

為什麼早餐的比例會最高呢？那是因為早上到中午這段時間是熱量消耗最多的時候。

進餐時，身體會變暖和，那是因為食物被消化，身體產生熱能。

這種形態的熱能轉化稱之為「**飲食誘導性熱代謝（DIT，Diet Induced Thermogenesis）**」。DIT從早上到中午是最高的，而從傍晚到夜間會變低。

因此，如果早餐吃很飽，到晚餐時減少食量，能維持身體的健康。

當然對眼睛的健康，也相當有助益。

理想的比例就是「早5：中3：晚2」。

還有另一個理由，減輕晚餐份量，儘可能在睡前三小時之前吃完晚餐，熱量就不會被消化和吸收，會用在眼睛和身體組織細胞的修復和再生上。

維護眼睛和身體上扮演重要角色的「成長賀爾蒙」，當胃部中有食物殘留時就不太分泌。

胃部進行食物的消化時，光是在胃中就至少停留三小時。只要在睡前三小時吃完晚餐，胃部裡沒有食物的狀態，才能好好睡一覺。

還有，如果晚餐吃得過飽，然後在還沒消化時便立刻入睡的話，就會在高血糖值狀態下就寢。

如此一來在睡眠中，胰島素大量釋出，將抑制脂肪的分解，變成容易胖的體質。

早上和下午的點心可以吃魷魚乾或牛肉乾

所謂一天五餐，是指一天三餐之外，另外分別於早餐和午餐之間，以及午餐和晚餐之間吃一些點心，以預防血糖值極度飆高或大幅下降。

點心以控制在200卡路里左右較佳。無論吃什麼建議基本上以手掌大小的小份量既可。

建議您吃的點心為魷魚乾或牛肉乾等烘乾類蛋白質食物。因為這些點心的脂肪和糖分含量低，可以獲得形成水晶體和視網膜所需的良好蛋白質。

而且，魷魚乾或是牛肉乾這類食品也含有豐富的鋅和礦物質，可以有助於視神經的傳達。

透過細細咀嚼之後再吞下，可以刺激滿腹中樞神經，降低空腹感，保持健康的體態。

此外，堅果類也是建議的點心。

堅果類富含能夠紓緩眼周肌肉疲勞的「維他命B1」，以及有助眼睛黏膜正常化的「維他命B2」，還有可以促進血液循環，預防眼睛疲勞和乾眼症的維他命E等。

特別是胡桃有豐富的Omega3可以減低乾眼症的風險。

其他像起司、玄米薄片還有含有豐富維他命的蔬菜棒等也是屬於血糖值不易上升的點心，推薦給您。

防止氧化及眼部老化的「維他命ACE」

除了「防止血糖值上升」和「防止糖化」以外，另外還有一個，為維持眼睛和身體的健康，應留意的是「防止氧化」。

所謂氧化，就是原有的物質和氧氣結合，引起化學反應。金屬生銹也是一種氧化現象，蘋果切片會變褐色也是氧化作用，人體也有相同的氧化作用。

然而，並非所有吸入體內的氧氣，都會造成氧化現象。氧化的原因在於吸入的部分氧氣產生化學變化而形成「活性氧」。原本活性氧具有強力的攻擊力，擔任將侵入體內的病毒，和細菌等擊潰的重要角色。

然而，**如果活性氧增加過多，就會造成眼睛和身體的老化。**

我們的身體原本具備可以防禦活性氧的攻擊的「抗氧化力」。不過，其中關鍵的「抗氧化酵素」會隨著年齡的增長而減少。

因此，以進食方式，補充體外的抗氧化成分，提升抗氧化力。

能夠阻止氧化的強力營養素的代表為維他命A、C、E，這邊統稱為「**維他命ACE**」。

現在來列舉維他命A、C、E各自對眼睛會什麼益處。

- **維他命A**　能保持眼角膜和視網膜及黏膜的正常運作，維持一定的淚水量，並維持觀看物體的明見度。
- **維他命C**　保持水晶體的透明感，預防白內障。
- **維他命E**　促進血液循環，消除疲勞，預防乾眼症。

那麼，哪些食品中富含維他命ACE呢？

● **維他命A** 胡蘿蔔、波菜等蔬菜、雞肝和蛋黃等。

● **維他命C** 芹菜、青椒、球芽甘藍、柑橘類水果、草莓等。

● **維他命E** 杏仁等堅果類、酪梨、明太子、沙丁魚等。

不過，抗氧化作用再怎麼重要，也請注意勿過度攝取。

尤其是維他命A和維他命E為「脂溶性維他命」，如果過度攝取，將容易囤積於肝臟和脂肪組織中。

而維他命C是「水溶性維他命」，會隨著尿液排出體外，請在日常生活中攝取充足吧！

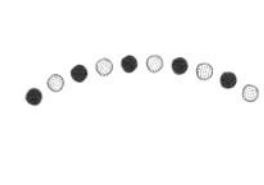

紅酒有助於抑制眼睛的氧化

除了維他命ACE以外，也有可以從食物中攝取，能有助於對抗眼睛和身體的氧化。

那就是「**多酚**」。

所謂「多酚」就是植物透過活性氧保護自身而產生的物質，具有高抗氧化作用。

多酚其實有四、五千種類型，其中有一種為紅酒中含有的成分「**白藜蘆醇**」。

根據研究顯示，葡萄果皮和紅酒富含白藜蘆醇。具有可以抑制癌細胞的增生，改善動脈硬化和高血壓的效果。

還有，**白藜蘆醇對於眼睛的健康來說，可以幫助擴張視網膜的血管，促進血液循環。**

只要血液循環可以獲得改善，僵硬的睫狀肌可以得到放鬆，有助於眼睛恢復調節對焦功能。

此外，它具有強力的抗氧化作用，可以抑制眼睛的氧化，減緩眼睛的疲勞。

一般而言，如果飲酒適量的話，對健康應無礙。

只是說是適量也有個人差異，同一個人也會因身體狀況而有不同。

如果適度小酌，酒精有助於血液循環，並帶來放鬆效果，如果是紅酒的話，建議一日飲用二杯（240ml）左右即可。

建議不太會喝酒的人或是女性及年長者今後可適度攝取紅酒。

藍莓和黑醋栗有益眼睛健康

視網膜內部的「**視紫質**」之物質，在視網膜內有發揮將擷取的光線轉換成電子訊號，傳達至腦中的作用。

視紫質在受到光線刺激後會加以分解，當再次接收到新的光線資訊時，會再度合成。

不過，如果過度使用眼睛，視紫質的作用無法有效發揮，眼睛感到刺眼，一片曚矓，有可能看不清楚。

而藍莓中含有可以支援視紫質作用的一種多酚，既「**花青素**」。

花青素能促進視紫質的再度合成，有提升視覺功能的效果。

此外，也有助於在黑暗場所，及夜間視力的改善效果，並有恢復眼睛疲勞的作用。

花青素不只是有益眼睛健康而已。

經實驗證明，花青素還可以預防內臟脂肪的囤積，擴張末稍血管，促進血液循環的作用。此外，還能抗發炎和改善肝功能。

因為有這些效能，在歐洲也有國家把花青素認定為醫藥品。

含有花青素的水果不只是藍莓。

像黑醋栗或藍莓等等莓果類中也富含花青素。

但是，**由於花青素無法貯存於體內，建議每日攝取一點效果較佳。**

吃新鮮水果的時間，建議最好還在早上和下午的點心時間。

壽司的話就吃蝦仁、螃蟹及鮭魚卵吧！

紅鮭和鯛魚等紅色的魚，以及蝦子、螃蟹等加熱會變紅色的甲殼類，還有鮭魚卵中都有一個共通的營養素就是「**蝦紅素**」。

蝦紅素是天然色素「**類胡蘿蔔素**」的一種，近年來被當作營養補給品，也添加於化粧品中，十分受到矚目。

說到為何蝦紅素為形成話題，是因為它有令人驚艷不已的抗氧化能力。**有高於維他命E的500倍到1000倍，及β—胡蘿蔔素的100倍抗氧化的能力。**

這樣強力的抗氧化能力，可以有效防止因活性氧造成細胞的氧化。可以減輕紫外線帶來的傷害，預防斑點的生成和消除，防止血管老化，增加好膽固醇等多重作用。

還有可以恢復睫狀肌的疲勞，改善調節對焦的功能，並有預防白內障的功效。

蝦紅素尤其含有可以除去視網膜中的活性氧的作用。

眼睛底部的視網膜接收外界的影像，透過視神經傳達至腦部，扮演重要的角色。

因此，通過視網膜的毛細血管中有著「血視網膜屏障」這樣的屏障在，可以只選擇視網膜需要的營養素。

能通過血視網膜屏障的物質之一就是蝦紅素。

紅鮭生魚片（100公克）中約含有3毫克的蝦紅素含量。

如果希望能夠改善眼睛的疲勞，建議攝取量為6毫克，畢竟也不可能一直吃紅鮭魚吧！

建議您可吃壽司就可以吃到蝦仁、螃蟹及鮭魚卵等營養豐富的海鮮類。

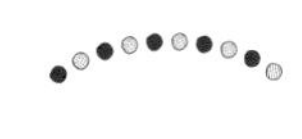

氫水恢復眼睛疲勞！

近年來，常會在藥妝店或便利商店中看到氫水這項商品。

氫水不只有抗老化等美容效果，也有益健康，被人們所喜愛。

原本水中就有氫（H_2O）的存在，氫水中又富含高濃度的氫分子。

氫分子結構小，可以游走血管、內臟、肌肉等等全身上下各個部位，和活性壞菌結合，最後會形成汗水、尿液或排氣排出體外。

而且，氫水有助改善斑點和細紋的美顏效果。

此外，也有研究指出，氫水對於建康方面，如消化不良、動脈硬化、心肌梗塞、異位性皮膚炎等也有改善作用。

還有，也有研究指出氫水可以改善糖尿病，以及抑制癌症患者放射性治療的副作用。

氫水對於眼睛的問題也能發揮極佳的改善效果。

那是因為氫水和前述的蝦紅素一樣，可以穿透「血視網膜屏障」。

也就是說，**氫氣能夠滲入到眼睛的底部，去除造成眼睛疲勞，和眼睛問題的活性氧。**

氫氣在填充時，不論有多少，開封後，過飽和的氫就會溜走。考量氫的飽和度約為1．7ppm，即使含有量並不高，但只要飽和度在1．9ppm左右，就可說濃度相當地高。

另外，因為氫分子過小，很容易從容器的隙縫溜走。

因此在選擇氫氣時，應選擇鋁罐或鋁袋的容器，效果會比塑膠容器來得好，因為它們的材質比較不容易讓氫溜走。

多吃青魚可以改善乾眼症

「**DHA（二十二碳六烯酸）**」和「**EPA（二十碳五烯酸）**」可以在鯖魚、秋刀魚、鰤魚等青魚的脂肪中發現富含這樣的營養素。

橄欖油中含有「**油酸（單元不飽和脂肪酸）**」，和沙拉油中含有「**亞麻油酸**」等，都是屬於脂肪酸的一種就很容易了解吧！

DHA和EPA被分類在「**Omega3**」脂肪酸當中，人體無法自行合成，有必要積極地從食物中攝取。

我想應該很多人都聽過，「為了健康這是不可或缺的營養素」這句話吧！

Omega3脂肪酸會讓血液暢通，有改善血液循環的效果。

而且，有助於膽固醇和血壓降低，並達到抑制過敏的效果。

DHA和EPA對於眼睛的健康也是相當重要的營養素。

DHA在視網膜脂肪組成中約占50%。

因此，它對眼睛的健全的運作及視力的改善等是必要的存在。

根據美國一項實驗證實，吃不含DHA的飼料長大的猴子，比吃DHA飼料成長的猴子來說，視力會較差。

還有，攝取大量Omega3脂肪酸的人，也較少會產生乾眼症的問題。

乾眼症就是被歸納為「單純眼睛乾躁」的症狀，如果置之不理，不僅視力會低下，也會形成導致頭痛、肩膀酸痛、腰痛等各種身體不適的原因。

因此，建議您多食用鯖魚、秋刀魚、鰤魚等青背魚，如此一來可以維持眼睛的濕潤哦！

Part 6

有助眼睛健康的生活習慣

眼睛不易感到疲累的電腦周邊環境為何？

「10秒眼部體操」和「一天5餐」能讓眼睛和身體回春，且請務必養成能維持效果的生活習慣。

一旦眼睛和身體的疲勞可以減輕，全身就會充滿活力，保持健康。

首先從大多數人都常接觸到的電腦，以及它的周邊環境來介紹吧！如果無法避免使用電腦的話，請盡可能整備周邊環境，打造眼睛不易感到疲累的環境。

保持和電腦螢幕的距離

一般而言，眼睛和螢幕之間保持的距離，最短也需要約四十公分左右，是理想的。

理想上，是五十公分到七十公分。

只是如果是桌上型電腦的話，可以進行某種程度的調整，如果是筆記型電腦的話，因為鍵盤和螢幕相接，要保持距離也許是有困難的。

此時，可以考慮使用可和筆記型電腦分離的外接式的鍵盤。

照明設備

在使用電腦和手機時，當螢幕受到日光照射反射時，畫面很難看得清楚。

無論是辦公室還是自家住宅，當書桌擺設在窗邊，照明設備從背部照射時，為了避免照射的螢幕不會反射到眼睛，請重新考慮擺設位置。

反之，在過暗的房間　，盯著發光的螢幕也會造成眼睛的負擔。

請讓房間的照明和螢幕亮度之間的差距越小越好。

螢幕的角度

當挺直背肌坐在椅子上時，仰看著螢幕的姿勢，需要將眼睛張開，容易有乾眼問題產生。請調整姿勢，**儘量從正面端坐時，眼睛視線稍微往下方凝視。**

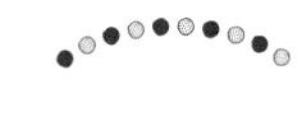

不時眺望遠方

不論如何整頓電腦周邊設備，長時間盯著螢幕終究還是有礙眼睛的健康。近距離盯著螢幕，會造成眼睛周遭肌肉緊繃。工作中請記得盡可能保持距離看東西，讓眼睛周遭的肌肉放鬆是很重要的。

如果可以從窗戶凝視外面的話，不妨在想到時將視線從電腦螢幕移至外頭，仰望天空或看著外面的建築物和行道樹。

即使在看不見外頭的環境中，如果看看辦公室內距離三、四公尺遠的時鐘和白板，也會有不錯的效果。

綠色是對眼睛有放鬆休息效果的顏色，故眺望觀葉植物也不錯哦！

建議您可做做在第4章中介紹的放鬆眼周肌肉的運動。

再者，每三十分鐘或一小時眼睛離開電腦螢幕一次，去去洗手間或作作伸展運動休息一下，改善血液循環不良的狀態。

在休息時請您留意，就是要特意離開電腦螢幕，請勿再緊盯手機畫面。這樣眼睛無法放鬆，達到真正的休息。

如果常會忘記休息時間的話，可以使用電腦的軟體或手機的定時器鬧鐘功能，不失為一個好方法。

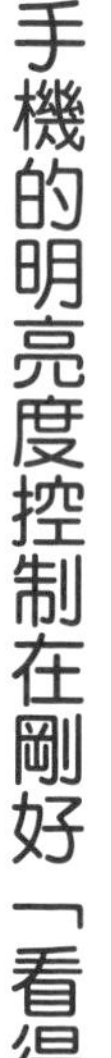

手機的明亮度控制在剛好「看得見」的程度即可

筆者使用的 iPhone 有「Night Shift Mode 夜間模式」，可以降低藍光。

如果顏色換成暖色系，能減緩藍光，依時間可自動切換開關。

早上及白天都是照常使用，只要設定到了傍晚，就變換顏色的話，夜間也不會讓眼睛感到疲勞。

除了 iPhone 以外，用 Android 系統的終端機，也能設定減輕藍光，有可以減緩藍光的軟體。

萬一沒有這種功能的話，最簡單的解決方式即為設定手機的明亮度。

降低畫面亮度也可以減緩藍光。

如果是電腦的話，Mac會依版本而定中，可自「系統偏好設定」下，進入「顯示器」，點選「顏色」標籤，按下「色彩校正」後，選定「D50」，即可調整。

在Windows系統中，可以進入「控制台」，按下「外觀及個人化」之後，選擇「顯示器設定」下的「校正顯示器色彩」，在「色彩平衡」中，減少藍色元素。

只要調整藍光，就會變得都會帶有紅光。

所以，也許對於從事色彩相關的工作的人是有困難的，依使用場合可以分別作調整，就足以避免眼睛的疲勞。

用餐後散步能抑制血糖值上升

在美國曾作過以下測量血糖值的兩項實驗。

1）飯後三十分鐘內，散步十五分鐘

2）在早上或下午散步四十五分鐘

實驗結果發現，**飯後散步十五分鐘的人，比起早上或下午散步四十五分鐘的人來說，血糖值的上升和變動幅度較小。**

即使總散步時間很短，「飯後」這個時機點是絕佳的。

如果血糖值忽高忽低，血液中多餘糖分會囤積體內，傷害到眼睛毛細血管，讓身體老化的糖分會升高。

午餐後感到「想睡」的人們，飯後血糖值急遽上升後（胰島素）大量分泌，這是形成為血糖值大幅下降的「反應性低血糖症」的原因之一。

這樣的人們，在飯後應稍微散步一下。

若在餐廳吃完午餐後，只要稍微繞一下路，只需十到十五分鐘即可。如果是在辦公室用餐的話，用餐後也可以去外面的便利商店，買個飲料或點心吧！

在散步的同時，也能讓一直緊盯著電腦螢幕的眼睛趁機得到放鬆，只要有意識地眺望周遭景色即可。

香草茶讓眼睛元氣滿滿！

除了前一章為您介紹的氫水以外，對眼睛和全身的健康有助益的是「茶」。以下為您推薦幾種茶：

綠茶

帶有苦味的多酚是一種「**兒茶素**」，有強力抗氧化作用，可以防止眼睛和身體的老化。

此外，還有促進眼周的血液循環，具有改善眼睛疲勞的效果。

順帶一提，受到女性歡迎的抹茶是「碾茶」的茶葉磨碎而成，和綠茶原料不同。只是抹茶中也含有兒茶素，能帶來很好的放鬆效果，包括「**茶胺酸**」和「**葉綠素**」等成分。

無論選哪一種都對眼睛和身體有益，在此推薦給您。

菊花茶

將菊花的花瓣烘乾後作成的菊花茶，在中國自古就流傳對眼睛的疲勞恢復很有效果，廣為流傳。

菊花茶中有抑制眼睛發炎作用的「**菊酮**」，含有豐富的維他命A，可以保持眼角膜和視網膜的健康。

對於眼睛疲勞有高度舒緩效果，強烈推薦給電腦和手機的重度使用者。

洋甘菊茶

洋甘菊茶帶有令人感到於放鬆的香味，對眼睛有益，並有預防白內障的作用。再者，內含抗發炎效果的「**母菊藍烯**」成分和抗糖化作用的「**chamaemeloside**」成分，能預防身體的糖化作用。

據近期的研究顯示，除了洋甘菊茶以外，目前已確認腥草茶，柿葉茶等也有抗糖化作用，還有。茶有分解AGEs（糖化終產物）的作用。

在您享用不同味道的同時，又能有益健康，何樂而不為呢？

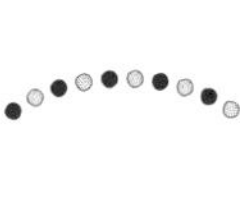

舒緩乾眼症時可配戴眼鏡

負責本書監修的筆者的弟弟，林田康隆，是一名眼科醫師，為了預防乾眼症，每天有很長的時間是配戴眼鏡的。

乾眼是因為久盯著螢幕，眨眼次數下降，或是長時間配戴隱形眼鏡，讓眼淚容易蒸發，或因為在冷氣房室內濕度降低，這些都是乾眼症產生的主因。

能減緩乾眼症問題的方法之一，配戴眼鏡。

首先，有一種眼鏡是可以包覆整個眼周，遮斷外部空氣。

其次，有一種是兩邊有小凹槽，若在此注水進去的話，能保持眼周濕度。

濕度。

還有一種方法，是在自己目前使用的眼鏡上，貼上一張貼紙，就能保持眼周的濕度。

此外，也有一種是可以替換某種近視鏡片，然後再替換上削減藍光的鏡片。

只要選擇適合自身狀況的方式，就能使乾眼症大幅改善，我想是值得一試的。

結語

據研究顯示，每天進行十五分鐘的運動，可達到延年益壽的效果。

即便不是連續時間做的運動，利用短時間做的運動，也能達到效果。

如果您有「老是作讓眼睛感到疲憊的姿勢」和「看不太清楚」這樣眼睛的煩惱的話，請務必採用本書介紹的體操和建議的生活習慣。

每個視力保健操都只需花十秒左右即完成。

在通勤途中或工作空檔或是熱中於手機時，只要利用短短的時間，累積成如同十五分鐘的效果，對眼睛和身體有很大的益處。

以前的人們都會說「近視是一種遺傳，視力一旦惡化後，就不會再恢復視力」。

即使直到現在，也還是有不少人深信「隨著年齡增長，會有老花眼也是無可奈何的」。

不過，近年來，近視的最主要原因是環境所引起的。

很多研究證明顯示，老花眼等眼睛的症狀，可以透過生活習慣和眼球運動操獲得改善。

眼睛也是我們身體的一部分。

只要能留意眼睛的健康，就能使全身保持朝氣蓬勃和健康活力。

臨床證實很多病患眼睛變年輕，皮膚和身體也會回春。

「年紀到了」

「反正治不好」

切勿有如此自暴自棄的想法，筆者衷心期望能將本書的觀念，傳達給越多人知道越好，讓人人都能保持眼睛和身體的健康和元氣。

日比野佐和子
林田康隆